3年目からの

アセスメントを導く

考え方が見てわかる！

脳神経外科看護

編著 池田 亮
日本赤十字社愛知医療センター
名古屋第二病院看護係長

?!

MC メディカ出版

はじめに

　本書は、脳神経外科看護に携わる3年目以降の看護師を対象として、脳神経疾患患者の看護に必要な基本的知識はもちろんのこと、病態を踏まえたアセスメントの考え方、後輩への指導を行うポイントに絞ってわかりやすく解説しました。

　脳神経疾患を発症すると、手足を動かして歩くこと、好きなものを食べること、自分の思いや考えを相手に話すことなど、人生を過ごすなかで獲得してきたさまざまな機能を徐々に、または一瞬にして失ってしまいます。また、同じ疾患であっても症状が異なります。運動麻痺や感覚障害、嚥下障害、高次脳機能障害など多種多様なため、病態に合わせた治療だけでなく、症状に合わせたリハビリテーションを行い、すこしずつ回復していきます。

　私たち看護師が行う看護ケアは、脳神経疾患の発症から回復までの間、24時間患者のそばで行われます。それは生活の場としてかかわるため、とても重要です。患者や家族のQOLを向上させるためには、患者や家族と目標を共有して計画的にケアを提供することが必要であり、看護師が病態や症状を適切にとらえ判断しなければなりません。しかしながら、私が臨床を経験するなかで、看護学生や脳神経看護に携わる看護師から、「脳神経って難しい」「なんでこの症状が出てるのかわからない」「なんでこんな行動をするのかわからない」という声を聞くことがあります。

　私たち看護師が症状を理解し、患者の行動を理解するためには、病態を適切にとらえるための基本的知識を学ぶことはもちろんですが、アセスメントを行うための考え方を身に付けることが重要だと考えています。そのため、本書のなかではたんなる知識だけでなく、事例を通して判断するための基本的な考え方や後輩指導に必要なポイントを示して解説しました。アセスメントを行うための道しるべになればと思っています。なにより、臨床の場で本書を活用していただけることを願っています。

　本書の出版に伴い、協力していただいた執筆者の皆様、各執筆者の所属施設関係者の皆様、メディカ出版の方々に感謝します。

　2022年1月

日本赤十字社愛知医療センター名古屋第二病院看護係長

池田 亮

3年目からの 脳神経外科看護

CONTENTS

第2章 運動神経と感覚神経の
経路を振り返る

第1章

疾患の経過と
治療のキホンを
おさえる

脳梗塞とは（図1、表1）

　脳梗塞とは、血栓や塞栓により脳の動脈が閉塞してしまったり、脳へ栄養を送る動脈が高度の狭窄をしてしまったりすることで、脳実質が虚血状態となり、壊死に陥った状態になることをいいます。

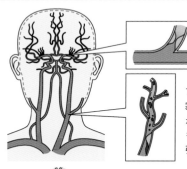

ラクナ梗塞：主幹動脈から分岐した細い穿通枝の閉塞により引き起こされる。

アテローム血栓性脳梗塞：主幹動脈などの血管が動脈硬化により閉塞、もしくは狭窄することで引き起こされる。

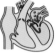

心原性脳塞栓症：心疾患（とくに心房細動）により心臓内血栓が発生することにより引き起こされる。

図1　一般的な脳梗塞の分類と特徴

発生機序による分類

①血栓性（thrombotic）
　動脈硬化により血管の内腔が狭窄や閉塞を引き起こすもの。

②塞栓性（embolic）
　心臓や動脈硬化の部位などから遊離した血栓などが血流に乗り、脳血管の閉塞を引き起こすもの。

③血行力学性（hemodynamic）
　脳血管などに狭窄部位が存在し、潜在的な血流低下状態のあるときに、脱水や全身の血圧低下などが起こり引き起こされるもの。

表1　脳梗塞の一般的な治療

時間経過	発症	24時間後	1日	3日		1週間	2週間
治療（内服・点滴）病型共通	輸液 →						
	脳保護薬（エダラボン）→						
	抗脳浮腫療法（グリセロール）→						
	血栓溶解療法（発症4.5時間以内）※						
	血管内治療						
心原性脳塞栓症	抗凝固療法（ヘパリン）→						
アテローム血栓性脳梗塞	抗凝固療法（アルガトロバン）→						
	抗血小板療法（アスピリン、オザグレルナトリウム）→						
ラクナ梗塞	抗血小板療法（アスピリン、オザグレルナトリウム）→						
検査	頭部CT　頭部MRI	頭部CT		心エコー　頚動脈エコー　頚食道エコー			
安静	頭部挙上不可	症状の進行がなければ離床を進めていく					
食事	絶食	飲水テスト・食事テストなどにより適した食事（経口・経管）を選択					
排泄	ベッド上排泄	離床状況に合わせた排泄方法を選択して行う					

💡 **後輩指導時のポイント**

　脳梗塞と一言で表すことがありますが、発生機序により治療で使われる薬の内容が異なります。また、脳梗塞のタイプにより経過も異なるので、どのタイプの脳梗塞かを把握し、必要な治療と経過を考慮して観察できるようにしましょう。

※血栓溶解療法実施後24時間以内の抗血小板療法・抗凝固療法は禁止

ラクナ梗塞

キーワード
・TIA
・ラクナ症候群

解剖生理や症状出現の機序

　脳内の深部穿通動脈の血流障害により起こる長径15mm未満の小さな脳梗塞をラクナ梗塞といいます。おもな発症機序としては、①リポヒアリノーシスと②穿通動脈の微小アテロームによる閉塞が多いとされ（図2）、心臓や動脈からの微小塞栓、または血行力学的機序による発症もあります。

ポイント

用語の解説

①リポヒアリノーシス（血管壊死、類線維素変性）による閉塞

　高血圧の持続により、直径40〜200μmの脳動脈にリポヒアリノーシスが引き起こされ、血管が閉塞する。

②微小アテロームによる閉塞

　5mm以上の比較的大きなラクナ梗塞は、直径200〜800μmの太い穿通動脈内にみられる微小アテロームによる閉塞で起こる。

臨床症状

・ときにTIAが前駆することがある。
・夜間睡眠中または起床時に発症することが多い。
・症状は運動障害のみや感覚障害のみで、比較的軽い症状のことが多く、ラクナ症候群（表2）とよばれる特徴的な症状がみられる。
・主幹動脈に有意な所見はない。
・好発部位は、大脳基底核や視床、橋などの穿通枝領域（図3）。

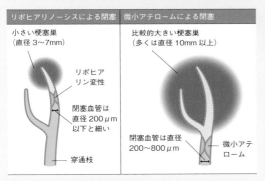

図2　ラクナ梗塞の発生機序

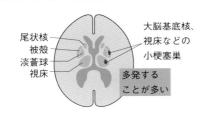

図3　ラクナ梗塞の好発部位

表2　ラクナ症候群（文献1を参考に作成）

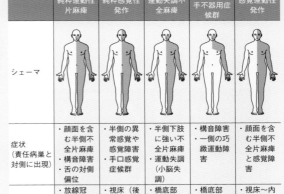

	純粋運動性片麻痺	純粋感覚性発作	運動失調不全麻痺	構音障害・手不器用症候群	感覚運動性発作
シェーマ					
症状（責任病巣と対側に出現）	・顔面を含む半側不全片麻痺・構音障害・舌の対側偏位	・半側の異常感覚や感覚障害・手口感覚症候群	・半側下肢に強い不全片麻痺・運動失調（小脳失調）	・構音障害・一側の巧緻運動障害	・顔面を含む半側不全片麻痺と感覚障害
責任病巣	・放線冠・内包後脚・橋底部	・視床（後腹側核）	・橋底部・内包後脚・放線冠	・橋底部・内包膝部・放線冠	・視床〜内包後脚・内包後脚・放線冠

不全片麻痺
感覚障害
不全片麻痺＋感覚障害

ラクナ梗塞で注意が必要な症状は？

　ラクナ梗塞は**基本的には症状が軽く**、早期に退院することが多くあります。しかし、ラクナ梗塞が多発性に両側の内包や大脳皮質、橋にあり、皮質脊髄路や皮質延髄路が**両側性に障害**されると、構音障害や嚥下障害などの仮性球麻痺を呈することがあるので、注意が必要です。

心原性脳塞栓症

キーワード
・出血性梗塞
・突発完成型
・NVAF

解剖生理や症状出現の機序

　心臓内で形成もしくは心臓内を経過した栓子が脳血管を閉塞するものを心原性脳塞栓症といいます。もっとも特徴的なことは、動脈閉塞が急激で、局所神経症状が数秒から数分で完成する突発完成型の発症機序にあります。また、脳梗塞の範囲が大きく、脳浮腫を併発し、脳ヘルニアを引き起こしやすい特徴があります。閉塞血管の再開通がみられるため、約40%の症例に出血性梗塞をともなうとされています。

　機序としては、①心房内にできた血栓が血流に運ばれ脳動脈を閉塞する、②NVAF（non-valvular atrial fibrillation、非弁膜症性心房細動）では、凝固系の活性化により左心房内に大型の血栓ができ、これが血流に乗り脳主幹動脈を閉塞する、③卵円孔開存（patent foramen oval：PFO）を有する患者では、下肢静脈血栓が血流に乗り、卵円孔を通過し脳血管を閉塞することがある（奇異性脳塞栓症）などにより起こります。

臨床症状

・一過性脳虚血発作（TIA）が前駆することはまれ。
・日中活動時の突然発症。
・短時間で症状完成。
・しばしば出血性梗塞（図4）や高度の脳浮腫をともなう。
・広範囲で重篤化しやすく、脳梗塞のなかでもっとも予後不良とされる。
・主幹動脈閉塞または再開通所見がみられる。
・意識障害や片麻痺や失語などの皮質症状。

塞栓源となる心疾患

・人工弁
・心房細動をともなう僧帽弁狭窄症
・心房細動（lone AFを除く）
・左心房／心耳の血栓
・洞不全症候群
・4週間以内に発症の心筋梗塞
・左室内血栓
・拡張型心筋症
・左室の無収縮部分
・心房粘液腫
・感染性心内膜炎

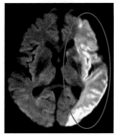
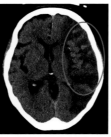

左中大脳動脈領域脳梗塞　　梗塞内出血（CT）
（MRI）

図4　出血性梗塞

なぜ？

このような病態のときに考えることは？

　多くは心臓内で形成された血栓のため、**血栓が大きく、大きな血栓が脳血管を閉塞させるため、主幹動脈とよばれる太い血管を閉塞させてしまいます**。そのため、脳梗塞の範囲が大きく、脳浮腫や梗塞内出血を引き起こし、脳ヘルニアへ移行する可能性があります。

後輩指導時のポイント

　広範な脳梗塞による脳浮腫の影響から脳ヘルニアに移行しやすいため、**バイタルサインの変動や意識レベル、呼吸状態、頭蓋内圧亢進症状**に注意します。
　脳浮腫対策のために、抗脳浮腫薬などの使用により**水分出納をマイナスに保つ**こともあるので、水分出納の管理も並行して行う必要があります。心内血栓や心房細動の影響などにより、別の部位で脳梗塞が再発する可能性もあるので、**神経症状の観察**を行っていきます。

出血性梗塞

キーワード
・2峰性のピーク

発生機序（図5）

①塞栓子により閉塞した血管の支配領域がいったん虚血に陥ることで、血管床の破綻、血液透過性の亢進が生じる。

②塞栓子は比較的融解しやすく、再開通することで血流が再開される。

③すでに梗塞巣内の血管が虚血性変化を受けているため、血液は血管外へ漏出する。

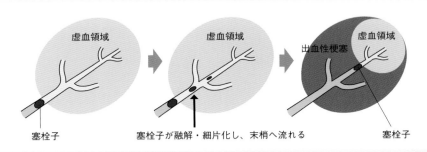

図5　出血性梗塞の発生機序（文献2を参考に作成）

発症の時期・発生頻度

　発症から数日（1〜3日）以内と2〜4週目の時期の2峰性にピークがあり、発生頻度としては全梗塞例の約20％、塞栓例では約60％にみられるとされています。

なぜ？

出血性梗塞で注意が必要なパターンは？

　皮質に沿った点状または線状の出血は、とくに臨床症状の悪化には関与しないとされています。しかし、皮質にびまん性に広がるものや塊状の出血の場合には、血腫の圧迫により神経症状の悪化や意識障害を起こすことがあるので注意が必要です（図6）。

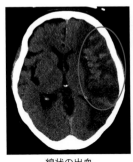

線状の出血　　　　　　　塊状の出血

図6　出血性梗塞のCT画像

後輩指導時のポイント

　出血性梗塞を起こしやすいのは、心原性脳塞栓症を主とした塞栓性閉塞や大梗塞、重症度が重度、高度の脳浮腫、高齢者、高血圧の既往、抗凝固薬の内服者、血栓溶解療法後などとされています。リスクのある患者を把握して、神経症状やバイタルサインを観察しましょう。

アテローム血栓性脳梗塞

キーワード
・動脈硬化
・自動調節能
・アテローム硬化

解剖生理や症状出現の機序

　アテローム血栓性脳梗塞は、頭蓋内や頭蓋外の血管にアテローム硬化が生じることで発生する脳梗塞のことをいいます。アテローム硬化は、動脈の分岐直後の血管に起こりやすいです。

　脳梗塞の発生機序として、①血栓性機序、②塞栓性機序、③血行力学性機序などがあり、それぞれの機序が重複して発症する場合もあります。

用語の解説

①**血栓性機序**：アテローム硬化によるプラークが大きくなり、血管内腔を閉塞してしまったり、プラーク表面に血栓が付着したり、プラーク内での出血を引き起こすことにより発症する。

②**塞栓性機序**：アテローム硬化病変から血栓やプラークの断片が塞栓子として末梢血管を閉塞して発症する。

③**血行力学性機序**：脳主幹動脈に高度狭窄があるなかでもなんとか血流が流れている状況、または脳主幹動脈が完全閉塞していても側副血行路により末梢まで十分な血流が保たれている状況で、脱水や血圧低下などによる影響で脳灌流が低下した場合に、血流がさらに乏しくなることで発症する。

臨床症状

・閉塞した血管の支配領域に一致した巣症状を呈する（図7）。

・前駆症状として一過性脳虚血発作（TIA）がみられることがある。

・安静時または睡眠中に発症し、早朝覚醒時に症状に気付くことが多い。

・発症初期は軽症であることが多いが、階段状に症状の進行がみられることがある。

・プラーク内の出血や動脈原生脳塞栓症（artery-to-artery embolism）による機序では突然発症し、重篤化する。

・特徴的な梗塞巣の場所として、図7のように各血管の血流支配領域の境界に生じる。

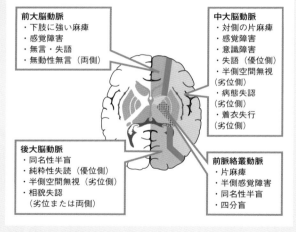

前大脳動脈
・下肢に強い麻痺
・感覚障害
・無言・失語
・無動性無言（両側）

中大脳動脈
・対側の片麻痺
・感覚障害
・意識障害
・失語（優位側）
・半側空間無視（劣位側）
・病態失認（劣位側）
・着衣失行（劣位側）

後大脳動脈
・同名性半盲
・純粋性失読（優位側）
・半側空間無視（劣位側）
・相貌失認（劣位または両側）

前脈絡叢動脈
・片麻痺
・半側感覚障害
・同名性半盲
・四分盲

図7　支配領域の症状

なぜ？

このような病態のときに考えることは？

　このタイプの脳梗塞患者は、**動脈硬化**により時間をかけて主幹動脈の狭窄あるいは閉塞をきたしています。そして側副血行路が発達することにより、末梢まで血流を送ることで脳の機能を保っています。しかし、突然の血圧低下による脳灌流圧低下や、脱水による血液粘稠度の上昇、貧血などにより、**側副血行路からの代償機能が障害**されることで、終末部の血行不全が生じ、容易に症状の進行・悪化を認めます。そのため、水分出納の管理や血圧の変動の有無を観察し、症状進行の有無を観察していく必要があります。

後輩指導時のポイント

　血流の低下により症状が出現する可能性があるので、**脱水や低血圧**などに注意し、**神経症状を観察**していく必要があります。また、発症早期には脳の**自動調節能（p.46）の破綻**が生じていることもあるため、離床時にも症状の進行がないか観察していく必要があります。

境界領域梗塞（分水嶺脳梗塞）

発症部位

　境界領域梗塞（分水嶺脳梗塞：図8）には①脳の表面（皮質）に血液を供給する動脈（皮質枝）の境界である皮質および皮質下白質に梗塞が起こる表在型と、②皮質枝と穿通枝（脳の深部に血液を供給している直径0.5mm以下の細い動脈）の境界である深部白質に起こる深部型があります。

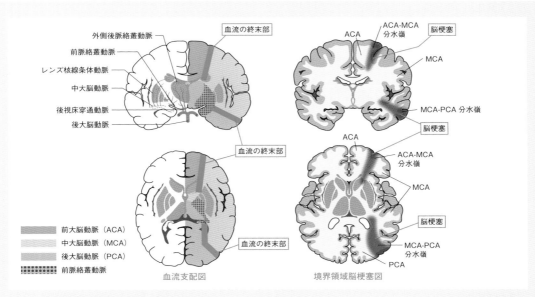

図8　境界領域脳梗塞（文献3を参考に作成）

境界領域梗塞（分水嶺脳梗塞）の分類（図9、10）

①表層型境界領域梗塞
・前方型（ACA皮質枝とMCA皮質枝の境界）
・後方型（MCA皮質枝とPCA皮質枝の境界）
・三角部（ACA、MCA、PCA皮質枝の境界）
②深部境界領域梗塞（終末領域梗塞、内部境界領域梗塞）
・MCA穿通枝と皮質枝の境界（おもに高位放線冠）

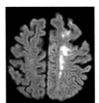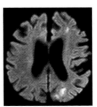

①表層型境界領域梗塞　　②深部境界領域梗塞

図9　境界領域脳梗塞の分類

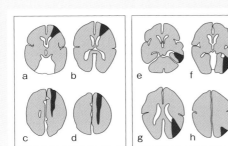

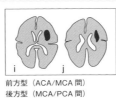

前方型（ACA/MCA間）
後方型（MCA/PCA間）
深部型（穿通枝/MCA皮質枝間）

後輩指導時のポイント

　CTやMRIの画像からも特徴的な脳梗塞の画像所見です。このような部位の脳梗塞の場合には、前述したように血圧の変動や脱水などの**水分出納**の管理を行っていくようにしましょう。

図10　境界領域脳梗塞の好発部位（文献4を参考に作成）
a〜d：前方型（ACA/MCA間）、e〜h：後方型（MCA/PCA間）、i, j：深部型（穿通枝/MCA皮質枝間）

BAD (branch atheromatous disease)

BAD の発症機序（図 11）

　BAD（branch atheromatous disease）は主幹動脈から穿通枝への入り口部で微小アテロームにより狭窄あるいは閉塞することにより生じるとされ、画像上は長径 15mm 以上の梗塞を引き起こします。

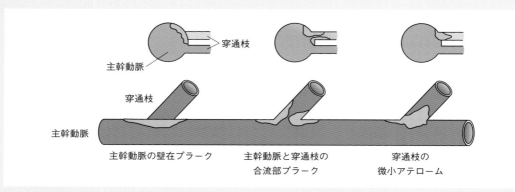

図 11　BAD の分類

BAD の好発部位（図 12）

・傍正中橋動脈領域（梗塞部位が橋腹側から接している）
・外側線条体動脈（梗塞像が水平断で 3 スライス以上に及ぶ）

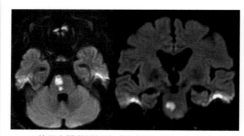 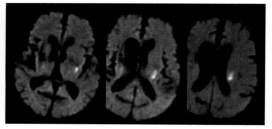

傍正中橋動脈領域（橋腹側に達している）　　　　　外側線条体動脈（水平断 3 スライス）

図 12　BAD の好発部位

なぜ？

なぜ BAD に注意しなければいけないの？

　BAD は治療抵抗性があり症状進行の予防は難しく、発症時は軽症でもその後数日にわたって神経症状（運動麻痺や構音障害など）が悪化することが多いです。

後輩指導時のポイント

　BAD は症状の進行が必ずあると思って観察する必要があります。現在出ている症状の悪化がないか観察を継続するようにしましょう。また、患者や家族は入院して治療を行えば、「症状が改善する（治る）」、「症状は悪化しない」と思ってしまう方も多いため、入院治療を行っていても、症状が進行してしまうことがあるということを患者自身や家族へ伝えていくことが必要です。

病型ごとの一般的経過

心原性脳塞栓症の一般的経過

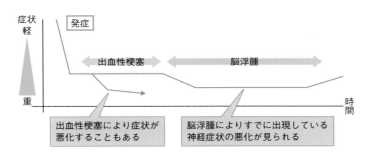

アテローム血栓性脳梗塞や BAD タイプの一般的経過

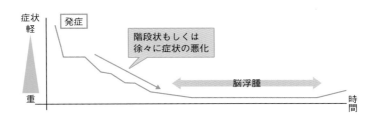

脳梗塞の治療

治療

　脳梗塞は、血栓や塞栓子、血管の狭窄や閉塞により引き起こされるため、原因に対して治療を行います。発症早期には原因となる血栓の溶解や除去を行い、その後は抗血小板薬や抗凝固薬などによる血栓などの形成予防、血管狭窄や閉塞の改善のためのステント留置や血管吻合術などが行われます（図 13）。

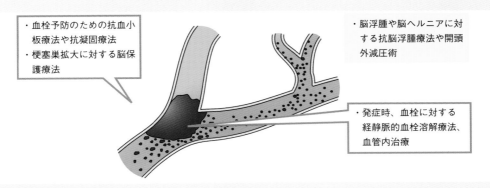

図 13　脳梗塞治療の模式図

なぜ？

発症後速やかに治療が必要な理由とは？

　脳血管の閉塞により血流が途絶えてしまう（虚血）と、血流が途絶えた血管の支配領域の中心部にある脳細胞は速やかに死（脳梗塞）に向かいます。また、その周辺の脳細胞も徐々に血流が減少し、死（脳梗塞）へと進んでいきます。しかし、この周辺にある脳細胞は、ただちに脳梗塞となってしまうわけではなく、ある一定の脳血流が保たれている場所は、脳梗塞になるかならないかの瀬戸際に立たされている状況にあります。このような場所を**ペナンブラ**といい、**虚血を改善する**ことができれば脳梗塞となることを予防できますが、時間が経過するにつれてペナンブラ領域が減少して、脳梗塞の範囲が大きくなってしまいます。そのため、このペナンブラ領域を救済し、脳梗塞の範囲をできるだけ小さくすることが重要となります（表3、図14）。そのため、**発症後は速やかな治療開始が重要となります**。

表3　脳血流量

正常な脳血流	60
脳梗塞発症	10
ペナンブラ領域	約10〜30

[mL/100g/分]

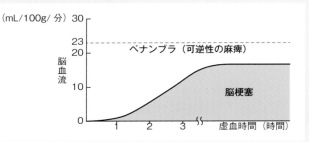

図14　虚血時間とペナンブラ領域（文献5を参考に作成）

血栓溶解療法

キーワード
- rt-PA
- 4.5 時間以内

血栓溶解療法の方法（図15、16、表4、5）

- 血栓溶解療法の適応は脳梗塞発症から4.5時間以内であり、適応となった患者に対し、rt-PA（アルテプラーゼ）0.6mg/kgの10%を1〜2分程度かけて急速投与し、残りを1時間で静注します。
- 治療開始後の24時間は、血圧管理や抗血栓療法の制限が必要であり、症状の増悪時には、迅速な診断と、必要時に速やかな脳外科的処置を実施します。

発症時刻の定義 [5]

　「患者自身、あるいは症状出現時に目撃した人が報告した時刻」、あるいはこうした情報が得られない場合では「患者が無症状であることが最後に確認された時刻（最終健常確認時刻）」であり、発見された時刻ではない。起床時に症状を有していた場合は、就寝前あるいはその途中で無症状であることが確認された時刻となる。「倒れていたところを発見された」場合、家族などの第三者により無症状であったことが最後に確認された最後の時刻が発症時刻となる。階段状増悪の場合、最初に症状が発現した時点が発症時刻である。一過性脳虚血発作が前駆した場合は、症状がいったん完全に消失し、二度目に症状が発現した時刻を発症時刻と定義する。

日本脳卒中学会 脳卒中医療向上・社会保険委員会ほか編. rt-PA（アルテプラーゼ）静注療法適正治療指針. 第3版. P8-9 より転載.

血栓溶解療法中の観察

①神経学的所見
NIHSSを用いて神経徴候の観察を実施する
a. 投与開始〜8時間（rt-PA投与中）：30分ごと
b. 8〜24時間：1時間ごと

②血圧管理
血圧は180/105mmHg以下に保つ
a. 投与開始〜2時間：15分ごと
b. 2〜8時間：30分ごと
c. 8〜24時間：1時間ごと

③頭痛、悪心・嘔吐、急激な血圧上昇を認めた場合は、緊急CTを撮影する（rt-PA投与中であれば投与中止する）

日本脳卒中学会脳卒中医療向上・社会保険委員会ほか編. rt-PA（アルテプラーゼ）静注療法適正治療指針. 第3版. p30 より転載.

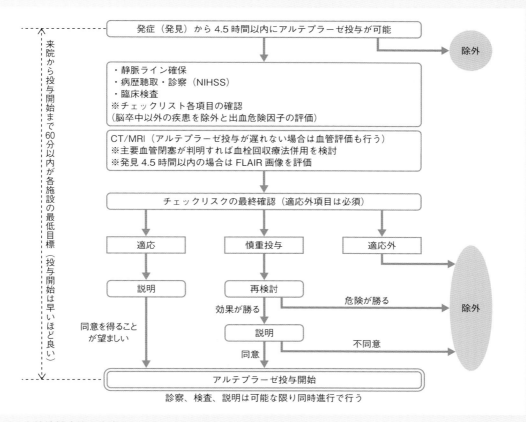

図15　血栓溶解療法の治療フローチャート（文献6より転載）

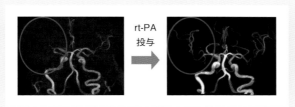

図16　血栓溶解療法前後の血管造影画像

rt-PA 使用時の注意事項は？

なぜ？

　易出血性となるため、処置により傷をつける可能性のある経鼻胃管や膀胱カテーテル、動脈圧モニタカテーテルなどの挿入は、事前に行うか、できるだけ避けます。また、rt-PA 投与前後で、内出血の有無（末梢点滴の取り直しの跡や打撲痕など）を確認します。

後輩指導時のポイント

・発症から 4.5 時間以内の発症で禁忌事項がなければ実施できますが、できるだけ早く実施できる方がよりよい結果が得られるため、迅速な対応が行えるようにします。
・症候性頭蓋内出血は 3〜10 倍に増えるとされているため、意識レベルや神経症状の観察、血圧などのバイタルサインの観察と管理を行っていく必要があります。

表 4 rt-PA の適応外（禁忌）（文献 7 を参考に作成）

発症ないし発見から治療開始までの時間経過	発症（時刻確定）または発見から 4.5 時間超
	発見から 4.5 時間以内で DWI/FLAIR ミスマッチなし、または未評価
既往歴	非外傷性頭蓋内出血
	1 カ月以内の脳梗塞（症状が短時間に消失している場合を含まない）
	3 カ月以内の重篤な頭部脊髄の外傷あるいは手術
	21 日以内の消化管あるいは尿路出血
	14 日以内の大手術あるいは頭部以外の重篤な外傷
	治療薬の過敏症
臨床所見	くも膜下出血（疑）
	急性大動脈解離の合併
	出血の合併（頭蓋内、消化管、尿路、後腹膜、喀血）
	収縮期血圧（降圧療法後も 185mmHg 以上）
	拡張期血圧（降圧療法後も 110mmHg 以上）
	重篤な肝障害
	急性膵炎
	感染性心内膜炎（診断が確定した患者）
血液所見	血糖異常（血糖補正後も＜ 50mg/dL、または＞ 400mg/dL）
	血小板 100,000/mm^3 以下（肝硬変、血液疾患の病歴がある患者）
	※肝硬変、血液疾患の病歴がない患者では、血液検査の確認前に治療開始可能だが、100,000/mm^3 以下が判明した場合はすみやかに中止する
血液所見：抗凝固療法中ないし凝固異常症において	PT-INR ＞ 1.7
	aPTT の延長（前値の 1.5 倍［目安として約 40 秒］を超える）
	直接作用型経口抗凝固薬の最終服用後 4 時間以内
	※ダビガトランの服用患者にイダルシズマブを用いて後に本療法を検討する場合は、上記所見は適応外項目とならない
CT/MR 所見	広範な早期虚血性変化
	圧排所見（正中構造偏位）

表 5 rt-PA の慎重投与（適応の可否を慎重に検討する）（文献 7 を参考に作成）

年齢	81 歳以上
最終健常確認から 4.5 時間超かつ発見から 4.5 時間以内に治療開始可能で DWI/FLAIR ミスマッチあり	
既往歴	10 日以内の生検・外傷
	10 日以内の分娩・流早産
	1 カ月以上経過した脳梗塞（とくに糖尿病合併例）
	タンパク製剤アレルギー
神経症候	NIHSS 値 26 以上
	軽症
	症候の急速な軽症化
	けいれん（既往歴などからてんかんの可能性が高ければ適応外）
臨床所見	脳動脈瘤・頭蓋内腫瘍・脳動静脈奇形・もやもや病
	胸部大動脈瘤
	消化管潰瘍・憩室炎、大腸炎
	活動性結核
	糖尿病性出血性網膜症・出血性眼症
	血栓溶解薬、抗血栓薬投与中（とくに経口抗凝固薬投与中）
	月経期間中
	重篤な腎障害
	コントロール不良の糖尿病

NIHSS (National Institutes of Health Stroke Scale)

NIHSS とは？（表6）

　NIHSS は脳卒中の神経学的重症度を客観的に測定する国際的な評価スケールであり、15項目で構成されています（点数が高いほど重症）。

ポイント

NIHSS 評価時の一般的注意事項
①リストの順に施行し、結果はすぐに記録する。
②逆に行ったり評点を変更してはならない（間違った答えを修正しても、最初に言った答えについて評点する）。
③評点は患者が実施したことを反映するため、患者ができるだろうと憶測してはならない。
④各項目で定められている方法に従って評点する。
⑤とくに指示されている部分以外では、患者を誘導してはならない。

表6　NIHSS

番号	項目	スコア	解説
1A	意識レベル	0：覚醒 1：簡単な刺激で覚醒 2：反復刺激や強い刺激で覚醒 3：反射肢位以外は無反応	※覚醒しており、刺激に鋭敏に反応すれば0点 ※声かけなどの軽い刺激で覚醒し、質問や従命に応じれば1点 ※繰り返しの刺激や痛み刺激で覚醒すれば2点 ※反射的な動きや無反応の場合は3点
1B	意識レベル質問	0：2問とも正答 1：1問に正答 2：2問とも誤答	今の「月」と「年齢」を質問する ※失語や昏睡などで質問がわからない場合は2点 ※気管内挿管などで話せない場合には1点 ※患者にヒントは出さないようにする
1C	意識レベル従命	0：両方の指示動作が正確に行える 1：片方の指示動作のみ正確に行える 2：いずれの指示動作も行えない	「開閉眼」と「離握手」の一段階命令を行う ※脱力などで完全な動作ができなくても明らかに応じていれば可とする ※命令に応じない場合には、模倣により評価する ※両手が外傷などで使えない場合は、ほかの1段階命令を行って評価する
2	注視	0：正常 1：部分的注視麻痺 2：完全注視麻痺	頭部を固定し、目だけで左右への水平眼球運動をみる ※完全に両眼眼球が正中を超えて左右に水平移動できれば0点 ※共同偏視ではあるが、わずかにでも眼球運動が認められる場合は1点 ※完全注視麻痺もしくは、眼球頭反射でも眼球が動かない場合は2点
3	視野	0：視野欠損なし 1：部分的半盲（四分盲も含む） 2：完全半盲（同名半盲を含む） 3：両側性半盲（皮質盲を含む全盲）	対座法で一眼ずつ上下1/4視野を検査する ※患者もしくは検者が片眼を覆い、視点を固定するように指示する ※患者と検者が正面で向き合い、両者からの等距離の中間で行い、検者も容易に見える視野で行う
4	顔面麻痺	0：正常 1：軽度の麻痺 2：部分的麻痺 3：完全麻痺	笑顔や歯を見せるようにして、下半分の顔面麻痺を見る。また、目を大きく開けるもしくは眉毛を上に上げるように指示して上半分の顔面麻痺を見る ※笑顔などをつくれるが、顔面の不対称があれば1点 ※顔下半分の完全な麻痺の場合は2点 ※顔面の一側または両側の完全麻痺の場合は3点 ※模倣での指示も可能 ※反応が乏しく、従命にも応じない場合には痛み刺激などで顔面の麻痺の状況を観察する
5a	左上肢	0：下垂なし（10秒保持可能） 1：10秒以内に下垂 2：重力に抗するが10秒以内に落下 3：重力に抗する動きがみられない 4：まったく動きがみられない	臥床時は45°（座位では90°）に挙上し、10秒間保持します ※必ず1肢ずつ行う ※麻痺がなければ左上肢から行うが、麻痺が明らかな場合は健側から評価する

（次ページへ続く）

（前ページから続く）

番号	項目	スコア	解説
5b	右下肢	0：下垂なし（10秒保持可能） 1：10秒以内に下垂 2：重力に抗するが10秒以内に落下 3：重力に抗する動きがみられない 4：まったく動きがみられない	※失語症患者では、模倣などにより実施するが、痛み刺激などの不快な刺激での実施は行わない ※肢切断や関節癒合の患者は検査不能（UN）として詳細を記載する
6a	左下肢	0：下垂なし（5秒保持可能） 1：5秒以内に下垂 2：重力に抗するが5秒以内に落下 3：重力に抗する動きがみられない 4：まったく動きがみられない	下肢を30°まで挙上し、5秒間保持する ※必ず1肢ずつ行う ※麻痺がなければ左下肢から行うが、麻痺が明らかな場合は健側から評価する ※失語症患者では、模倣などにより実施するが、痛み刺激などの不快な刺激での実施は行わない
6b	右下肢	0：下垂なし（5秒保持可能） 1：5秒以内に下垂 2：重力に抗するが5秒以内に落下 3：重力に抗する動きがみられない 4：まったく動きがみられない	※肢切断や関節癒合の患者は検査不能（UN）として詳細を記載する
7	運動失調	0：なし 1：1肢にあり 2：2肢にあり	一側の小脳症状の有無を、指-鼻-指試験と膝-踵試験で評価する ※開眼した状態で実施する ※検査を理解できない場合や麻痺のある場合は失調なし（0点）とする ※肢切断や関節癒合の患者は検査不能（UN）として詳細を記載する
8	感覚	0：正常 1：軽度～中等度の障害 2：高度の障害	針刺し刺激（pinprick：爪楊枝など）により、できるだけ多くの身体部位（手を除く上肢、下肢、体幹、顔面）に与えて検査する ※混迷や失語症患者においては、痛みのような不快な刺激による逃避反応で評価してもかまわない ※感覚が重度もしくは完全に失われている場合は2点 ※脳幹障害による両側性の感覚障害は2点 ※反応のない四肢麻痺患者は2点 ※項目1aが3点の昏睡患者は自動的に2点となる
9	言語 （図17）	0：正常 1：軽度の失語 2：高度の失語 3：無言または全失語	①患者さんに絵のシートを見せて、そのなかで起きていることを述べてもらう ②呼称シートに示した物の名前を言ってもらう ③文章シートに示した文章を読んでもらう ※視覚障害により検査ができない場合には、手で触ってもらい物品の同定をしてもらったり、復唱させたり、言葉を発するように指示をする ※挿管患者などでは、書字を指示する ※項目1aが3点の昏睡患者は自動的にこの項目も3点になる
10	構音障害 （図18）	0：正常 1：軽度～中等度の障害 2：高度の障害	失語がなければ、単語シートを提示して読ませたり復唱させたりして、話し方を検査する ※重度の失語があれば、自発後の不明瞭さで判断する ※気管挿管や発語ができないなんらかの障害があれば検査不能（UN）として理由を記載する
11	消去／無視	0：正常 1：軽度～中等度の障害 2：高度の障害	視覚的、皮膚への感覚的、あるいは聴覚的な両側同時刺激を行い、両側とも認識できるか検査する

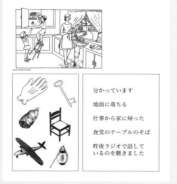

図17　「言語」で使用するシート　　　　　図18　「構音障害」で使用するシート

血管内血栓回収療法

キーワード
・機械的再開通療法
・ミスマッチ

血管内血栓回収療法とは？

　血管内治療は、経静脈的血栓溶解療法（rt-PA）の無効例や適応外項目に当てはまった症例が対象となります。

　血管内治療の種類としては、経動脈的血栓溶解療法（intra-arterial thrombolysisi：IAT）と機械的再開通療法に大別されます。

機械的再開通療法

①血管形成術（percutaneous transluminal angioplasty：PTA）

バルーンを用いた血管形成術や血栓破砕術（図 19）

②頭蓋内ステント留置術（endovascular thrombus entrapment：ETE）

ステント留置によって血管が拡張して血流が再開し、ステントと血管壁に捕捉された血栓の溶解が促進される（図 20）

③血栓回収療法（図 21）

1）Penumbra システム

　カテーテルを閉塞部位の近位に運び、吸引により血栓を回収する

2）ステント型血栓回収機器（stent retriever）

　脳動脈瘤塞栓術支援用のステントを閉塞部に留置し、血栓を絡めて捕捉・回収する（Solitaire™ FR、Trevo® ProVue が使用されている）

[Penumbra の適応外項目]

①血糖値 50mg/dL

②既知の出血性素因、凝固因子欠乏を有する

③経口抗凝固療法により PT-INR ＞ 3.0

④ APTT が正常の 2 倍を超える

⑤血小板数 3 万 /mm^3 未満

⑥収縮期血圧 ＞ 185mmHg もしくは拡張期血圧 ＞ 110mmHg

⑦血管造影で閉塞近位にデバイスの到達を妨げる狭窄の存在

⑧ CT や MRI により正中偏位をともなう重篤な圧排所見がある

⑨造影剤アレルギーをもつ

血管内再開通療法の適応（AHA）

・発症前 mRS（modified Rankin scale）が 0〜1

・発症から 4.5 時間以内に rt-PA が施行されている症例

・閉塞部位が内頚動脈か中大脳動脈近位部

・18 歳以上

・NIHSS ≧ 6 点、ASPECT ≧ 6 点

・発症から 6 時間以内に治療開始が可能

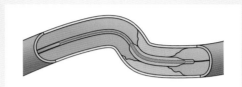

図 19　血管形成術（PTA）

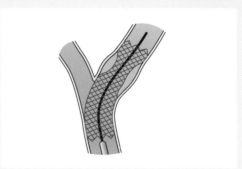

図 20　頭蓋内ステント留置術（ETE）

Penumbra システム

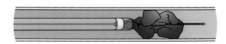

ステント型血栓回収機器

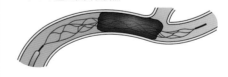

図 21　血栓回収療法

日本の適応

- 発症 8 時間以内
- rt-PA 非適応・無効例
- 内頚、中大脳、椎骨、脳底動脈の閉塞
- NIHSS ≧ 8 点

なぜ？

最新の血栓回収療法の適応は？

- 血栓回収デバイスの第 1 選択はステント型のものになります。
- 現在では脳梗塞発症から 24 時間以内と考えられる症例では、神経学的所見や画像所見からのミスマッチを考慮し脳血管内治療の選択を行うようになっています。

後輩指導時のポイント

造影剤の使用によりアレルギーを引き起こす場合や、穿刺部からの出血の可能性があります。
- アレルギー症状：皮膚の発赤・蕁麻疹・掻痒感・呼吸困難・血圧低下など。
- 治療後の穿刺部の定期的な観察により、皮下血腫の有無、穿刺部からの出血や腫脹や出血の有無、穿刺部よりも遠位部の動脈触知の有無を確認します。血腫がある場合にはマーキングによりサイズをチェックします。
- 鼠径部からのアプローチの際には、腹腔内（後腹膜）への出血の可能性があるため、腰腹部痛の有無とともにバイタルサインのチェックも行います。

病型別薬物療法（表 7）

表 7　脳梗塞急性期の病型別薬物療法

薬品名 / 病型	心原性脳塞栓症	アテローム血栓性脳梗塞		ラクナ梗塞
ヘパリンナトリウム		1〜1.5 万単位 / 日の持続静注		
エダラボン		30mg/0.5 時間　1 日 2 回 14 日以内		
濃グリセリン		200〜500mL を 1 日 1〜2 回、500mL あたり 2〜3 時間		適応なし
アルガトロバン	禁忌	はじめの 2 日間：60mg/ 日を 24 時間かけて持続点滴静注 その後の 5 日間：10mg/3 時間　1 日 2 回		適応なし
ブドウ糖加デキストラン 40	適応なし	1 日 10mL/kg 以下　5 日以内		
経口抗凝固薬	表 8 参照			
オザグレル	禁忌	80mg/2 時間　1 日 2 回 14 日以内		
ウロキナーゼ	禁忌	1 日 1 回 60,000 単位　約 7 日間		
経口抗血小板薬		表 9 参照		

表8　経口抗凝固薬

薬品名	ワルファリン	リバーロキサバン	アピキサバン	ダビガトラン	エドキサバン
用法	1日1回	1日1回	1日2回	1日2回	1日1回
用量	・モニタリングを行い用量を決定 ・薬物相互作用多数あり	1日15mg ※1：腎機能に応じて10mgに減量	1回5mg ※2：年齢・体重・腎機能に応じて1回2.5mgに減量	1回150mg ※3：必要に応じて1回110mgに減量する	体重60kg以下：30mg 体重60kg超：60mg ※4：腎機能、併用薬に応じて減量する
採血によるモニタリング	あり	不可	不可	不可	不可
中和薬	ビタミンK製剤	なし	なし	イダルシズマブ	なし
注意事項	納豆・青汁・クロレラ摂取禁止			経管投与不可	

※1：クレアチニンクリアランス30〜49mL/分の患者は1日10mgに減量する。
※2：次の基準の2つ以上に該当する場合1回2.5mgに減量する。・80歳以上　・体重60kg以下　・血清クレアチニン1.5mg/dL以上
※3：以下の患者では血中濃度の上昇のおそれがあり1回110mgに減量する。・クレアチニンクリアランス30〜50mL/分の患者。・P-糖タンパク阻害薬（経口薬）を併用している患者。
以下のような出血の危険が高い患者では1回110mgに減量する。・70歳以上の患者。・消化管出血の既往を有する患者。
※4：体重60kg超の患者のうち次のいずれかに該当する場合は30mgに減量する。・キニジン、ベラパミル、エリスロマイシン、シクロスポリンの併用。・クレアチニンクリアランス30mL/分以上50mL/分以下。

表9　経口抗血小板薬

薬品名	アスピリン	クロピドグレル	シロスタゾール	チクロピジン
用法	1日1回	1日1回	1日2回	1日2回
用量	急性期：160〜300mg/日 慢性期：75〜150mg/日	75mg/日	200mg/日	200mg/日
副作用		血小板減少性紫斑病・無顆粒球症・肝障害	動悸・頭重感・頻脈・嘔気・嘔吐・めまい	血小板減少性紫斑病・無顆粒球症・肝障害
注意事項		代謝酵素の遺伝子多型により効果に個体差あり		

・アスピリン160〜300mg/日は発症早期（48時間以内）の脳梗塞患者の治療法として強く勧められる。
・抗血小板薬2剤併用（例：アスピリンとクロピドグレル）は発症早期の心原性脳塞栓症を除く脳梗塞もしくはTIAの亜急性期までの治療として勧められる。

（池田　亮）

脳出血とは

脳出血とは、脳血管の破綻により脳実質や脳室内へ出血を引き起こしたものをいいます（表1）。

表1　脳出血の部位と関連症状など

出血部位	被殻出血（図1）	視床出血（図2）	橋出血	小脳出血	皮質下出血
頻度	40%	30%	10%	10%	10%
原因血管	レンズ核線条体動脈	視床穿通動脈 視床膝状体動脈	橋動脈	上小脳動脈	前・中・後大脳動脈の皮質枝
運動障害	顔面を含む片麻痺（病巣と対側）	（内包障害時）顔面を含む片麻痺（病巣と対側）	四肢麻痺	運動失調（病巣と同側）四肢麻痺なし	前頭葉の場合片麻痺（病巣と対側）
感覚障害	対側（内包障害時）	対側 手口	両側〜対側	なし	頭頂葉の場合感覚障害（病巣と対側）
意識障害	あり	あり	あり（昏睡）	発症時なし	なし
頭痛	あり	あり	なし	あり（後頭部の激しい頭痛）	あり
眼症状	病側への共同偏視	内下方偏位 縮瞳 対光反射の消失・減弱	眼球正中位固定 著しい縮瞳 頭位変換眼球反射なし 眼球浮き運動	病側と対側の共同偏視 縮瞳 頭位変換眼球反射	なし
局所症状	対側同名半盲 運動性失語（優位半球） 失行・失認（劣位半球）	視床性失語（優位半球）	呼吸障害 自律神経症状 閉じ込め症候群 除脳硬直	めまい 嘔気・嘔吐 起立や歩行困難	てんかん発作 後頭葉では同名半盲 側頭葉では感覚性失語、視野障害など
画像					

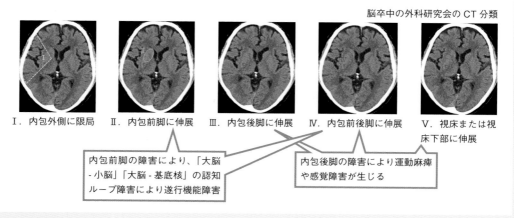

脳卒中の外科研究会のCT分類

Ⅰ．内包外側に限局　　Ⅱ．内包前脚に伸展　　Ⅲ．内包後脚に伸展　　Ⅳ．内包前後脚に伸展　　Ⅴ．視床または視床下部に伸展

内包前脚の障害により、「大脳 - 小脳」「大脳 - 基底核」の認知ループ障害により遂行機能障害

内包後脚の障害により運動麻痺や感覚障害が生じる

図1　被殻出血

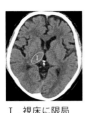
Ⅰ. 視床に限局

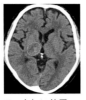
Ⅱ. 内包に伸展

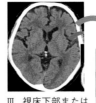
Ⅲ. 視床下部または
中脳に進展

さらに下部に
スライス

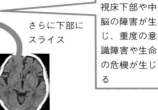
視床下部や中脳の障害が生じ、重度の意識障害や生命の危機が生じる

内包後脚の障害により運動麻痺や感覚障害が生じる

図2　視床出血

脳出血の経過（表2）

表2　脳出血の経過

時間経過	発症時		24時間	1日目	3日目		1週間		2週間	
疾患の経過	出血増大 （24時間以内がピーク）	→			脳浮腫					
治療 （内服・点滴）	降圧薬 （収縮期血圧140mmHg以下）									→
	浸透圧利尿薬（グリセロール）									→
	抗潰瘍薬									→
	輸液									→
検査	頭部CT 頭部MRI・MRA（※非典型例） 3D-CT（※非典型例）		頭部CT				頭部CT （適宜）			
安静 食事 排泄	頭部挙上15～30° 絶食 床上排泄		血腫増大がなければ離床を進めていく 飲水テスト・食事テストなどにより適した食事（経口・経管）を選択 離床状況に合わせた排泄方法を選択して行う							

※非典型例：脳動脈奇形、硬膜動静脈ろう、海綿状血管腫、静脈性血管腫、脳腫瘍に合併した出血、もやもや病など

脳出血の治療

> **キーワード**
> ・再出血の予防
> ・血腫除去

内科的治療

①再出血の予防
・血腫増大は発症数時間以内にみられ（約20％）、多くの場合は発症6時間以内に止まります。
・抗血小板薬や抗凝固薬の内服患者は、出血が増大することがあります。
・降圧療法、頭痛や嘔気などの対症療法が必要になります。

②脳浮腫対策
・発症から3～8日でピークとなり、2週間程度持続します。
・グリセオールやマンニトールなどの浸透圧利尿薬を点滴投与します。

③全身の合併症
・肺炎、胃潰瘍や直腸潰瘍などの消化管出血、尿路感染が多いです。

降圧薬

ジルチアゼム塩酸塩 5〜15 μg/kg/ 分を点滴静注
　目標値まで血圧を下げ、以降血圧をモニタリングしながら点滴速度を調節します。
※心電図と血圧を持続的に監視すること。
※本剤の投与により完全房室ブロック、高度徐脈、心停止に至る場合があるため、次の点に十分注意すること。
①治療上必要最小限の用量、また点滴静注の場合は必要最小時間にとどめること。
②投与中および投与後は患者の状態の観察を十分に行い、これらの症状を早期発見に留意すること。
③投与に際してはこれらの症状に対処できる十分な準備を行い、以上が認められた場合には、ただちに中止し、適切な処置を行うこと。

外科的療法

①出血を取り除く
・開頭血腫除去術
・内視鏡下血腫除去術（図3）
・定位的血腫吸引術

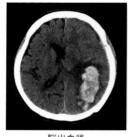 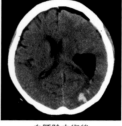

脳出血後　　　　　　血腫除去術後

図3　内視鏡下血腫除去術

ポイント

こんなときには注意！！
抗凝固・抗血小板・血栓溶解療法後の場面
・ワルファリン使用時は INR を 1.35 以下に正常化します。
・脳梗塞再発の可能性の高い症例に関しては、INR を正常化させ、APTT を 1.5〜2 倍にします。
腎不全患者の場合
・腹膜透析または持続的血液濾過とします。血液透析よりも不均衡症候群をきたしにくいため望ましいとされています。

後輩指導時のポイント
　脳出血の経過は障害の部位にかかわらず同じですが、障害の部位により症状が異なります。症状の経過の時期などを考慮しながら、今の症状が悪化していないか、バイタルサインの変化がないかを観察しましょう。

ニカルジピンを生理食塩水または 5%ブドウ糖注射液で希釈し、0.5〜6 μg/kg/ 分を点滴静注
　目標値まで血圧を下げ、以降血圧をモニタリングしながら点滴速度を調節します。
※本剤投与により目標の血圧が得られた後、引き続き降圧治療が必要で経口投与が可能な場合は経口投与に切り替えること。
※本剤投与終了後に血圧が再上昇することがあるので、本剤を終了する際は徐々に減量し投与終了後も血圧を十分に管理すること。
※血圧、心拍数などを十分に管理すること。
※本剤を長時間投与し、注入部位に痛みや発赤などが見られた場合には、注入部位を変更すること。

（池田　亮）

3 くも膜下出血の経過と治療

くも膜下出血の病態

キーワード
・脳動脈瘤
・脳動静脈奇形

くも膜下出血とは？

脳動脈瘤や脳動静脈奇形などからの出血が、くも膜下腔内に流出した状態をいいます（図1、2）。

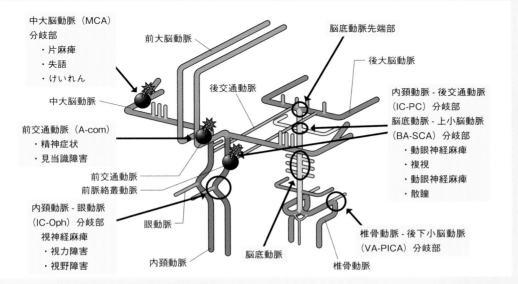

図1　脳動脈瘤好発部位と症状（文献1を参考に作成）

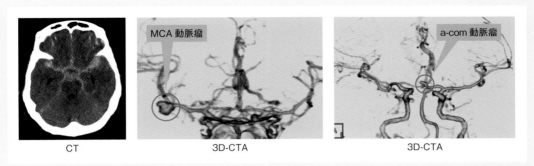

図2　くも膜下出血の検査画像

くも膜下出血の経過（表 1）

表 1　くも膜下出血の経過

時間経過	発症時	24 時間	術後 24 時間	3 日	4 日	14 日
疾患の経過	再出血の可能性	術後出血	術後脳浮腫		脳血管攣縮 →	
治療（内服・点滴）	降圧鎮静鎮痛	クリッピング術 → コイル塞栓術 → 脳室・脳槽・腰椎ドレナージ術 → 保存治療			脳血管攣縮予防 → （3H 療法） エリル動注	
検査	頭部 CT 3D-CTA DSA		術後頭部 CT	〈術後動脈瘤残存の有無評価〉 3D-CTA 脳血管攣縮の症状や疑いがあれば適宜検査を行う 〈虚血性合併症の有無評価〉MRI 〈脳血管攣縮の有無評価〉MRA または 3D-CTA または DSA 〈脳血管攣縮の有無評価〉MRA または 3D-CTA または DSA		

発症時の症状

「ハンマーで殴られたような」「これまでに経験したことないような」と表現される突然の激しい頭痛、めまい、悪心、嘔吐、意識障害、動眼神経麻痺。

発症後の経過

10〜15%：入院前に死亡。
20〜35%：入院後 48 時間以内に死亡。

予後

発症時の意識障害の程度と相関。
生存者のうち 60〜70% が社会復帰、あるいは介護を要しない程度に回復。30% は重篤な後遺症を残す。

予後を悪化させる因子

再出血：予後不良例の 3 分の 2 を占める。
脳血管攣縮：脳梗塞発症により後遺症を残す。

くも膜下出血後にみられる頭蓋外症状

・不整脈や心電図の変化：重症度の高い症例に多い。
・眼底出血：網膜前出血が多い。硝子体出血（Terson 症候群）。
・消化管出血
・神経原生肺水腫

なぜ？

くも膜下出血の原因は？

　くも膜下出血の原因の 8 割が脳動脈瘤の破裂で、次いで脳動脈奇形破裂によるものが 1 割とされています。そのほか、高血圧性脳出血や脳腫瘍、外傷によってもくも膜下出血となることがあります。20 歳以下のくも膜下出血では、脳動静脈奇形によるものが約 3 割を占めています。

　発症時には、原因検索として 3D-CT や脳血管撮影を実施し、原因となる動脈瘤が発見されると、動脈瘤の形状や部位などを考慮し、開頭脳動脈瘤頚部クリッピング術や血管内コイル塞栓術などの方法をを選択し、発症から 72 時間以内に実施されるのが一般的です。

　発症の原因がわからない場合もありますが、その場合には血圧の管理と神経症状の観察を継続して行うことが必要です。

くも膜下出血の重症度分類と手術適応（表 2〜5）

表 2　Hunt and Hess 分類（1968）

Grade Ⅰ	無症状から、最小限の頭痛および軽度の項後部硬直をみる
Grade Ⅱ	中等度から強度の頭痛、項部硬直をみるが、脳神経麻痺以外の神経学的失調はみられない
Grade Ⅲ	傾眠状態、錯乱状態、または軽度の巣症状を示すもの
Grade Ⅳ	昏迷状態で、中等度から重篤な片麻痺があり、早期除脳硬直および自律神経障害を伴うこともある
Grade Ⅴ	深昏睡状態で除脳硬直を示し、瀕死の様相を示すもの

軽症例
早期（発症 72 時間以内）に手術による再出血予防処置を行うことが望ましい。

重症例
急性水頭症や脳内血腫の治療により、状態の改善が見込める場合には外科的治療を行うことがある。

最重症例
再出血予防処置の適応は乏しい。

表 3　WFNS の分類（1968）

Grade	GCS score	Motor deficit（運動麻痺）
Grade Ⅰ	15	なし
Grade Ⅱ	14〜13	なし
Grade Ⅲ	14〜13	あり
Grade Ⅳ	12〜7	存在するか、またはなし
Grade Ⅴ	6〜3	存在するか、またはなし

表 4　Fisher 分類

CT におけるくも膜下出血の程度の判定

Ⅰ度	CT では出血なし（30%）
Ⅱ度	くも膜下腔にびまん性に 1 mm 以内の薄い出血あり（40%）
Ⅲ度	くも膜下腔にびまん性に 1 mm 以上の厚い出血あり（100%）
Ⅳ度	くも膜下出血は軽度で脳内あるいは脳室内の血腫をともなうもの（40%）

表 5　Hunt & Kosnik 分類

grade 0	未破裂動脈瘤
grade 1	無症状または軽度の頭痛および軽度の項部硬直を示す。
grade 1a	急性の髄膜刺激症状または、脳症状をみないが、固定した神経学的失調のある慢性例。
grade 2	意識清明で、中等度ないし激しい頭痛、項部硬直を有するが、脳神経麻痺以外の神経学的失調なし。
grade 3	傾眠、錯乱状態または軽度の局所神経症状を示すもの。
grade 4	混迷、中等ないし高度の片麻痺、除脳硬直の始まり、自律神経障害をともなうこともある。
grade 5	深昏迷、除脳硬直、瀕死の状態。

付帯事項：下記を認めるときは grade を 1 段階悪いほうに下げる。
①重篤な全身疾患（高血圧、糖尿病、高度の動脈硬化、慢性肺疾患）
②脳血管撮影で著明な脳血管攣縮

再出血

再出血とは

　くも膜下出血の発症後、出血した血管にはフィブリン塊により一時的な止血がされていますが、血圧上昇や頭蓋内圧亢進などの要因により、フィブリン塊が剥がれて再度出血を引き起こすことをいいます。再出血は発症から 24 時間以内に最も起こりやすいとされており、再出血を引き起こすと予後は厳しくなります。

　　　　　後輩指導時のポイント
　　　再出血は劇的に予後を悪化させます。くも膜下出血とわかった時点で降圧・鎮静・鎮痛を行い、再出血を起こさないように対症療法を積極的に行う必要があります。

脳血管攣縮

脳血管攣縮とは

　くも膜下出血の発症時に出血した血液成分により、血管の収縮が持続的に引き起こされるものです。一般的には、くも膜下出血の発症72時間以降に出現し、発症から8〜10日目をピークとして、2週間ほど持続します（図3）。

後輩指導時のポイント
　脳血管攣縮は発症から4〜14日目まで持続することが一般的ですが、14日目に発症することもあります。また、早期発見により脳梗塞の予防が行えるため、この期間は注意深く観察することが必要です。

3H療法とは

　脳の自動調節能（auto regulation）に異常がある場合、負荷をかけることで循環血液量を保ち、血管が縮むことを予防します。
・循環血液量の増加（hypervolemia）
・血液希釈（hemodilution）
・人為的高血圧（hypertention）
使用薬剤
・ファスジル塩酸塩水和物（エリル）：血管拡張
・オザグレルNa（キサンボン）：血小板凝集抑制
・低分子デキストラン：血液希釈

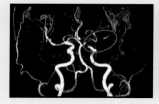
図3　脳血管攣縮による脳梗塞

ポイント
　現在は、3H療法の是非を問う説もありますが、水分出納をプラスに保つことを優先させることが重要です。

投与方法

ファスジル塩酸塩水和物
　1回30mgを50〜100mLの電解質または糖液で希釈し、2〜3回/日を約30分かけて点滴静注します。くも膜下出血術後早期に開始し、2週間投与します。

オザグレルNa
　1日80mgを適当量の電解質または糖液で希釈し、24時間かけて持続点滴静注します。くも膜下出血術後早期に開始し、2週間投与します。

後輩指導時のポイント
　脳動脈瘤の部位により症状は異なるので、動脈瘤の部位と関連する症状を観察する必要があります。画像上では脳損傷部位が明らかでなくても、くも膜下出血による急激な脳への圧迫が高次脳機能障害を引き起こすこともあるので、日常生活での行動や言動などに注意しましょう。

正常圧水頭症

キーワード
・歩行障害
・認知症
・尿失禁

正常圧水頭症の発生機序

　くも膜下腔を走行する脳動脈にできた瘤が破裂すると、髄液の通路であるくも膜下腔に出血が広がるため、脳底槽の癒着などにより慢性的に脳脊髄液の循環・吸収障害が起こって脳室が拡大します。このときの髄液圧は正常です。正常圧水頭症は、くも膜下出血発症3週間以降に症状が出現することが多いとされています。

3　徴候

・歩行障害（歩幅が小さく開脚歩行不安定、図4）
・認知症（精神活動鈍化、自発性欠如）
・尿失禁（末期に出現）

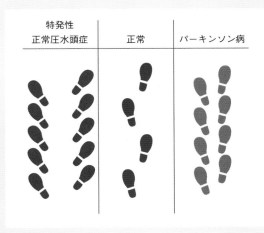

図4　歩行の特徴

 後輩指導時のポイント

　くも膜下出血発症後には、脳血管攣縮などの評価のためにも頭部CTやMRIなどを撮影することがあります。画像上で判断されることもありますが、正常圧水頭症では3主徴とされる歩行障害や認知症、失禁などの症状が出現するので、このような症状がないか、観察を継続していくことが必要です。

 ポイント　髄液排除試験（タップテスト）

　腰椎穿刺を行って過剰な脳脊髄液を30mLほど排除し、その後3徴候が改善された場合は手術が有効だと判断されます。

脳浮腫

脳浮腫とは

　脳組織内に水分が異常に増加して蓄積した状態をいいます（図5）。脳腫瘍や脳血管障害、外傷、感染症、脳循環障害などにより引き起こされます。

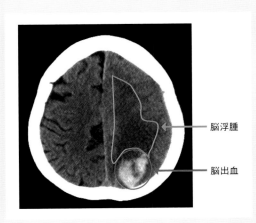

図5　脳浮腫のCT

脳浮腫

脳出血

脳浮腫の症状

　障害部位により症状は異なります。すでに現れている症状であれば悪化することもあります。また、発症時にみられなかった症状が出現することもあります。

 後輩指導時のポイント

　発症から3〜5日ごろに最も強く出現し、2週間程度持続するため、この期間の観察が重要になります。頭蓋内圧亢進症状を観察できるようにしましょう。

　また、障害部位の把握とともに、障害部位による症状を理解することが必要です。

31

頭蓋内圧亢進

キーワード
・頭痛
・嘔気・嘔吐
・うっ血乳頭

頭蓋内圧亢進とは

　頭蓋内圧を形成する構成要素として、それぞれ脳組織80%・脳脊髄液10%・血液10%があります。脳は頭蓋骨による閉鎖空間にあるため、これらの構成要素に腫瘍や出血などの疾患が加わることで頭蓋内の容積が増え、頭蓋内圧が高くなります。これを頭蓋内圧亢進といいます。

頭蓋内圧亢進の症状

・3徴候：頭痛、嘔気・嘔吐、うっ血乳頭
・嘔吐は早朝空腹時に起こるとされています。

後輩指導時のポイント

　急激な頭蓋内圧亢進では、意識障害やクッシング現象、呼吸異常などのバイタルサインの変化、瞳孔異常が出現します。

ポイント

　脳浮腫は脳容積を増加させ、頭蓋内圧亢進を引き起こします。頭蓋内圧亢進症状を見逃してしまうと脳ヘルニアへと移行し、生命の危機的な状況に陥ってしまいます。早期治療を行うために、できるだけ早く症状を発見できるように注意深く観察する必要があります。

頭蓋内圧亢進のメカニズム

　頭蓋内圧亢進のメカニズムは図6に示した機序になります。左右のサイクルが同時に起こり、このサイクルを止めない限りは頭蓋内圧亢進が増強していくことになります。

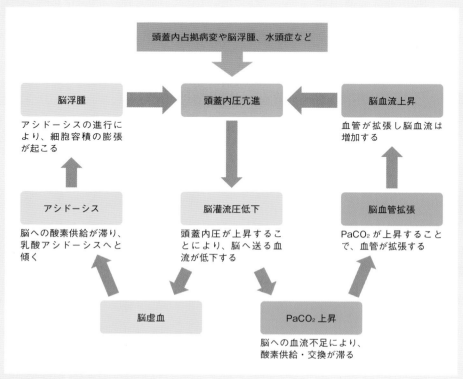

図6　頭蓋内圧亢進のメカニズム

乳酸アシドーシス

低酸素血症により嫌気的解糖が進行し、血中乳酸が増加します。症状としては、食欲不振・嘔気・嘔吐・下痢・過呼吸・脱水・低血圧・低体温・昏睡などがあります。

 後輩指導時のポイント

原因となる頭蓋内占拠病変（脳腫瘍や血腫など）や脳浮腫などの除去、酸素化の改善が必要になります。適切な酸素投与などで呼吸状態の改善を図り、異常を早期に発見して治療が円滑に進むようにしましょう（表6）。

表6　頭蓋内圧亢進の治療一覧

	治療	作用	副作用
全身管理	呼吸管理	・低酸素血症にしない（PaO₂60mmHg 以上を維持） ・PaCO₂ を 30〜35mmHg にすることで、頭蓋内圧を 25〜30% 減少させる	・PaO₂50mmHg 以下になると、脳血流が増加し、頭蓋内圧が亢進する ・PaCO₂ が上昇すると、血管拡張によって脳血流が増加し、頭蓋内圧が亢進する
	頭部 30°挙上	・上半身を 30°挙上させることで頚静脈の流出を良くし、頭蓋内圧を低下させる	・脳血流自動調節能の破綻や脱水などによる血圧低下
内科的治療（抗浮腫薬）	浸透圧利尿薬 ① D- マンニトール 頭蓋内浮腫治療薬 ②濃グリセリン	①投与中から約3時間持続（即効性） ②投与1時間後から約6時間持続（持続投与可能）	・D- マンニトールは、リバウンド現象により脳浮腫が増強することがある ・脱水 ・電解質異常（高 Na 血症）
	利尿降圧薬 フロセミド	・利尿作用が亢進し水分を排泄することで血液を高張にし、組織から血管内へ水分を引き戻す	・電解質異常（低 K 血症・アルカローシス・低 Ca 血症） ・脱水 ・過度の脱水による脳梗塞や肺梗塞など
外科的治療	血腫除去術	・頭蓋内占拠病変の除去による頭蓋内圧亢進を解除	・手術侵襲 ・感染
	外減圧術	・頭蓋骨の除去により頭蓋内圧を外部へ逃す	
	内減圧術	・病変部位の壊死組織を一部除去する	
	脳室ドレナージ術	・頭蓋内に貯留した脳脊髄液の排出	

D- マンニトール	1.0g〜3.0g/kg/ 回を点滴静注します。 1 日量200g まで。投与速度は 20g/3〜10 分。
濃グリセリン	1 回 200〜500mL を 1 日 2 回。 500mL あたり 2〜3 時間かけて点滴静注します。

クッシング現象

クッシング現象とは

血圧の上昇にともない、脈圧の拡大を認め、脈拍は徐脈となり、呼吸数が低下していく症状をいいます（表7）。

表7　クッシング現象

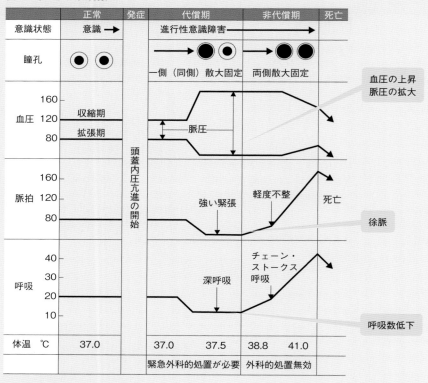

後輩指導時のポイント

　クッシング現象や瞳孔不同などの神経症状が出現した際に、早期治療を行わなければ生命の危機的な状況からの脱却はむずかしくなります。これらの症状を知り、異常の早期発見とともに医師へ報告できるようにしましょう。

（池田　亮）

4 頭部外傷

頭部外傷とは

外部からの衝撃によって引き起こされる頭部の損傷のことを指し、一次性損傷と二次性損傷に分けられます（図1）。頭部外傷の原因は交通外傷が最も多く、高齢者の増加により転倒や転落も増加傾向にあります。

受傷	一次性損傷	二次性損傷
交通外傷 転倒・転落 など	外部からの衝撃による直接的な損傷 ・頭蓋骨骨折 ・頭蓋内血腫 ・脳挫傷	血腫や脳浮腫などの圧迫により起こる損傷 ・頭蓋内圧亢進 ・脳ヘルニア

図1　一次性損傷と二次性損傷

ポイント

頭部を強打した際の脳挫傷には直撃損傷と対側損傷があり、対側損傷のほうが脳損傷が大きいことが多いです。そのため、外傷の部位と対側の症状が出現することがあります（図2）。

後輩指導時のポイント

広範な脳梗塞による脳浮腫の影響から脳ヘルニアに移行しやすいため、バイタルサインや意識レベル、呼吸状態、頭蓋内圧亢進症状に注意します（図3）。

脳浮腫対策のために使用する抗浮腫薬などは水分出納をマイナスに保つこともあるので、水分出納への管理も並行して行う必要があります。心内血栓や心房細動の影響などにより、別の部位で脳梗塞が再発する可能性もあるので、神経症状を観察します。

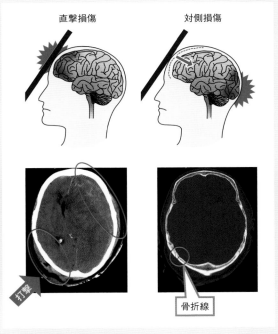

図2　直撃損傷と対側損傷

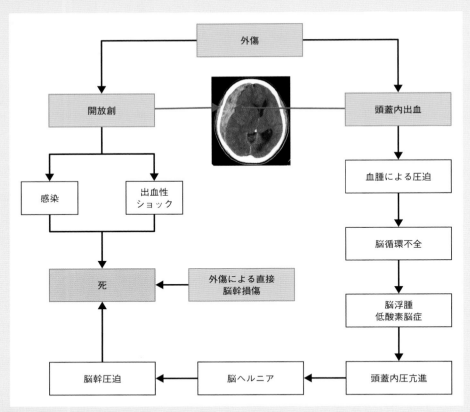

図3　頭部外傷による経過

外傷性くも膜下出血とは

　外傷を契機に発症したくも膜下出血のことをいい、「脳挫傷」や「びまん性軸索損傷」などを生じていることがあります（図4）。一般的なくも膜下出血とは異なり、手術はせず経過観察を行います。

　症状は意識障害や頭痛、嘔気などです。ごくまれに脳血管攣縮を引き起こし、神経症状や失語などの症状が出現することもあります。

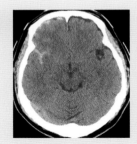

図4　外傷性くも膜下出血のCT

脳挫傷とは

　頭部外傷によって局所の脳が挫滅し、小出血および浮腫などを起こした状態を指します（図5）。

　一般的には保存的治療となりますが、頭蓋内圧亢進時には対症療法を行います。

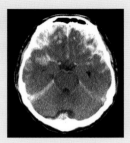

図5　脳挫傷のCT

びまん性軸索損傷とは

交通外傷などの強い衝撃により、脳に回転性の衝撃が加わり、神経細胞の軸索が損傷・断裂したものを指します（図6）。頭蓋骨の直接的な損傷や頭蓋内血腫などがないにもかかわらず、長期（6時間以上）の意識障害が生じている場合に考慮されます。高次脳機能障害をきたしやすく、意識障害を生じる時間が長いほど予後不良とされています。治療としては、保存的治療のみになります。

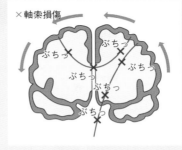

図6　びまん性軸索損傷

ポイント

頭蓋内圧亢進症状を引き起こすことがあるため、意識レベルや瞳孔所見、呼吸パターン、神経症状の変化などを注意深く観察しましょう。また、高次脳機能障害を併発することがあるため、日常生活上の行動面の観察とそれぞれの症状にあった対応が必要です。

頭蓋骨骨折の発症原因と分類

頭蓋骨に外力が直接加わることにより引き起こされ、眼窩上縁と後頭隆起を結んだ線を境に円蓋部骨折や頭蓋底骨折に分けられます（図7、8）。

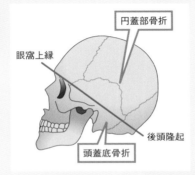

図7　頭蓋骨骨折の分類

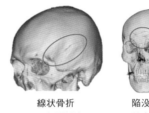

線状骨折　→　経過観察

陥没骨折　→　美容目的などによる頭蓋形成術

図8　円蓋部骨折の種類と治療方法

頭蓋底骨折の原因

①円蓋部からの骨折線が伸展（延伸）
②下顎からの外傷
③尻もちなどによる脊柱と頭蓋底の接触

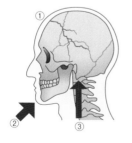

ポイント

頭蓋底骨折は、骨折の部位により異なる症状がみられます（**図9**）。症状によっては感染のリスクや神経症状の悪化などもあるため、注意深く観察することが必要です。

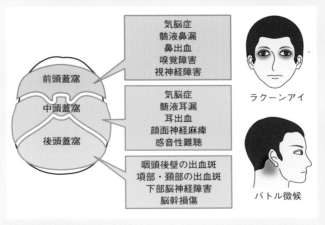

図9　頭蓋底骨折の部位と症状

髄液漏の発生機序

　頭蓋底骨折時に骨・硬膜・くも膜が損傷することにより、髄液が外部へ漏出します。髄液漏が多量であれば頭蓋内圧が低下し、頭蓋内が陰圧になります。それによって頭蓋内に空気が流入して気脳症となり、頭蓋内圧亢進へと進みます（図10、11）。頭蓋内と頭蓋外との交通により感染し、髄膜炎（表1）を引き起こします。

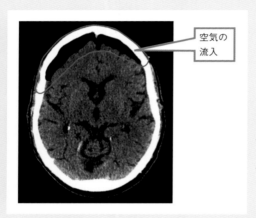

図10　空気の流入

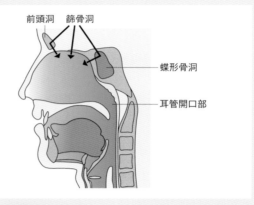

図11　髄液漏の流入経路

 後輩指導時のポイント

　多くは自然閉鎖するため、安静臥床にします。気脳症が進行した際は頭蓋内圧亢進を認めるので、頭痛などの症状とともに、意識レベルや瞳孔所見、呼吸パターン、神経症状の変化などを注意深く観察しましょう。

 ポイント

　鼻をかむ、鼻をすする、頭部を挙上することは、髄液の漏出を増大させたり、頭蓋内を陰圧にしてしまうため、そのような行為を行わないように患者に説明することが重要です。

 ポイント

　髄液漏がみられるということは、頭蓋内と頭蓋外が交通しているため、感染のリスクを抱えています。感染すると髄膜炎や脳炎を引き起こすこともあるため、意識レベルや神経症状、バイタルサインの変化などを継続的に注意深く観察することが必要です。

表1　髄膜炎の症状

3徴候：意識障害、発熱、項部硬直
髄膜刺激症状：頭痛、嘔気・嘔吐、項部硬直、ケルニッヒ徴候など

キーワード
・急性硬膜外血腫
・急性硬膜下血腫

急性頭蓋内血腫

急性頭蓋内血腫とは

　頭部外傷による頭蓋内の出血で、急激に血腫の増大をきたしているものをいいます。
　意識障害や神経症状の出現、頭蓋内圧亢進による脳ヘルニアを引き起こす可能性があります。

急性硬膜外血腫とは

　硬膜と骨の間の出血（図12）で、原因血管は中硬膜動脈・板間静脈になります。
　血腫の部位は受傷側に多く、意識障害や麻痺、頭痛や嘔吐などの頭蓋内圧亢進症状が出現します（図13）。

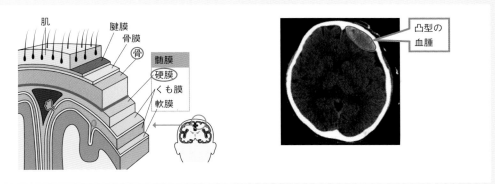

図 12　急性硬膜外血腫

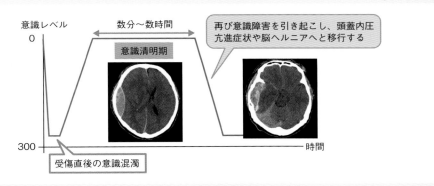

図 13　急性硬膜外血腫の経過

後輩指導時のポイント

　意識が清明となった後、急激に意識障害が出現し、脳ヘルニアに移行することで致命的な状況に陥る可能性があります。意識レベルやバイタルサイン、神経症状などを注意深く観察し、異常を早く発見することが重要です。

急性硬膜下血腫とは

　硬膜とくも膜との間の出血（図 14）で、原因血管は脳表の動静脈・架橋静脈になります。

　血腫の部位は受傷と対側に多いとされ、意識障害や麻痺、頭痛や嘔吐などの頭蓋内圧亢進症状が出現します（図 15）。

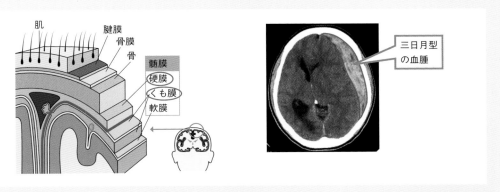

図 14　急性硬膜下血腫

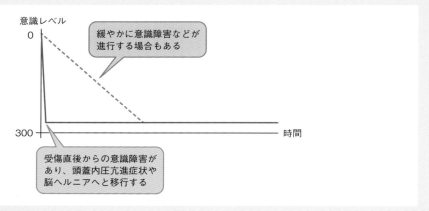

図15　急性硬膜外血腫の経過

ポイント

　　急性硬膜外血腫よりも急速に血腫の増大が起こるため、緊急開頭血腫除去術・止血術の実施が必要になることが多いです。急性硬膜下血腫では浮腫の程度が強いため、死亡率は40〜60％程度とされています。術後の脳浮腫が強い場合には、外減圧術や内減圧術を行うこともあります。

慢性硬膜下血腫

慢性硬膜下血腫とは

　軽い頭部外傷により、微量の出血が徐々に拡大し、受傷から3週間〜2、3カ月程度で発症します（図16）。アルコール多飲者や高齢者に多いとされています。症状としては、頭痛、認知障害、歩行障害、運動麻痺などがあります（図17）。

図16　慢性硬膜下血腫のCT

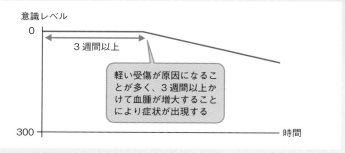

図17　慢性硬膜下血腫の経過

後輩指導時のポイント

　　基本的には、手術で血腫を除去することで症状は改善します。発症者の10％程度が再発するとされており、意識レベルや神経症状などの観察とともに、歩行状況などを確認し、異常の早期発見や転倒予防に努めることが必要です。また、家族へも再発の可能性について説明し、異常があれば受診していただくように勧めましょう。

（池田　亮）

5 脳腫瘍

脳腫瘍の分類と発生頻度

　脳や髄膜、脳神経、下垂体などに発生する原発性の腫瘍と、それらの場所へ腫瘍が転移することにより発生する転移性脳腫瘍があります。脳腫瘍は原発性が8割を占めています。

　原発性脳腫瘍の発生頻度としては、①髄膜腫、②神経膠腫、③下垂体腺腫、④神経鞘腫、の順に多くなっています。

脳腫瘍の臨床症状

　症状は腫瘍の大きさや進展状況、進展の速度、悪性度の程度（表1）により異なりますが、①頭蓋内圧亢進症状、②脳の局所症状、の2つに分けられます。

表1　悪性度の評価

grade	組織所見	平均生存期間
I	良性	健常人と同様
II	比較的良性〜やや悪性 （悪性化することあり）	5年以上
III	悪性	2〜3年
IV	極めて悪性	1年未満

 ポイント

　成人と小児では脳腫瘍の発生頻度や好発部位が異なります。小児では神経膠腫が1番多く、テント下に発生する割合が高くなります。

頭蓋内圧亢進の症状

・3徴候：頭痛、嘔気・嘔吐、うっ血乳頭
・嘔吐は早朝空腹時に起こるとされています。

脳の局所症状（表2）

・腫瘍の存在部位に応じた症状が出現します。
・3人に1人は症候性てんかんを引き起こすとされています。
・下垂体などでは内分泌障害を生じることがあります。

表2　脳の局所症状

病変部位	症状
前頭葉	活動性低下、記銘力低下、人格変化、運動性失語など
側頭葉	感覚性失語、視野障害、自動症など
頭頂葉	感覚障害、失行、失認、失書、失算など
後頭葉	同名半盲など
小脳	歩行障害、四肢や体幹の失調、筋緊張の低下、眼振など
脳幹部	呼吸・循環障害、構音障害、嚥下障害、眼球運動障害など
第三脳室前半部 （視床下部・視交叉・下垂体）	内分泌障害、視力障害、視野障害
小脳橋角部	顔面神経麻痺、聴覚障害など

脳腫瘍の治療

手術療法	開頭術や内視鏡下手術により行う。その際は脳機能を温存しながらできるだけ腫瘍を摘出できるように、さまざまな支援技術を使用する。 ・ナビゲーションシステム：術前の画像を活用し、モニター上で位置関係を確認しながら手術を行う。 ・モニタリング手術：聴性脳幹反応（ABR）や体性感覚誘発電位（SEP）、運動誘発電位（MEP）などを活用し、手術操作部位の症状を確認しながら手術を行い、起こる可能性のある障害を予防する。
放射線治療	γ線やX線、重粒子線などを腫瘍へ照射する。脳腫瘍の種類によって放射線への感受性は異なるが、大部分の脳腫瘍に効果があるとされている。 ・通常照射（リニアック）：腫瘍を含む広範囲に放射線を照射する。 ・定位放射（ガンマナイフなど）：腫瘍に対して多方向から集中的に照射する。
化学療法	手術療法や放射線治療の後に行われることが多く、腫瘍の縮小や放射線治療との相乗効果が期待されている。

 ポイント

手術療法では、摘出率が高いほど生存率が高くなります。そのため、手術の際は手術支援システムを積極的に活用しています。

 ポイント

悪性リンパ腫や髄芽腫は放射線治療により消失しやすいのですが、再発率が高いとされています。

 ポイント

化学療法では、アルキル化薬や白金製剤などの薬剤を使用しますが、間質性肺炎や出血性膀胱炎、肝・腎障害、骨髄抑制などの副作用を生じます。

脳腫瘍の種類と特徴（表3）

表3 脳腫瘍の種類と特徴

由来			腫瘍名	悪性度	好発	治療法	特徴・症状
原発性脳腫瘍	脳実質内	神経膠腫	びまん性星細胞腫	Ⅱ	成人 30～40歳代	手術 放射線治療	大脳半球に好発し、腫瘍の部位に応じた局所症状と頭蓋内圧亢進症状を引き起こす。てんかん発作で発症（発見）されることが多い。
			退形成形星細胞腫	Ⅲ	成人 45～60歳代	手術 放射線治療 化学療法	手術後4～5年程度での再発・悪性化をきたすことが多い。
			膠芽腫	Ⅳ	成人 45～70歳代	手術 放射線治療 化学療法	大脳半球に好発し、腫瘍の部位に応じた局所症状を引き起こすが、頭痛は急速に進行し、数週間～数カ月の短い期間で頭蓋内圧亢進症状が進行する。 脳腫瘍のなかで最も予後不良。
			乏突起膠腫	Ⅱ	成人 20～50歳代	手術 放射線治療 化学療法 保存療法	大脳半球に発生するが、とくに前頭葉に多く発生する。腫瘍の部位に応じた局所症状を引き起こすが、てんかん発作が初発症状として現れることが多い。
			上衣腫	Ⅱ	小児 10歳未満	手術 放射線治療 化学療法	第四脳室などの脳室内に好発し、非交通性の水頭症や頭蓋内圧亢進症状を引き起こす。
			髄芽腫	―	小児 14歳以下	手術 放射線治療 化学療法	男児に多い。 小脳虫部に発生するため、失調などの小脳症状や頭蓋内圧亢進症状、脳室系の通過障害により被交通性水頭症を併発することがある。 髄液を介してくも膜下腔や脳室内へ播種をきたす。また、水頭症に対してV-Pシャント術により腹膜に播種する場合もある。
			胚細胞腫	―	小児 10歳代	手術 放射線治療 化学療法	男児に多く、松果体や鞍上部に好発する。 鞍上部胚細胞腫：下垂体前葉機能障害、視神経・視交叉圧迫、視床下部障害。 松果体部胚細胞腫：中脳水道圧迫による頭蓋内圧亢進症状、下丘障害による中枢性難聴、視蓋前野・上丘の障害によるParinaud症候群[※1]やArgyll Robertson瞳孔[※2]を生じる。

（次ページへ続く）

（前ページから続く）

原発性脳腫瘍	脳実質内	悪性リンパ腫	－	成人 50歳以上	手術（生検術のみ） 放射線療法 化学療法	男性に多い。 大脳半球や髄液腔（脳室やくも膜下腔）の周辺に好発し、腫瘍の部位に応じた局所症状が生じる。
		血管芽腫	I	成人 20〜70歳代	手術 放射線治療 化学療法	小脳半球に発生するため小脳症状がみられる。 20〜30%の症例が von Hippel-Lindau 病[※3]の合併症の場合がある。
	脳実質外	髄膜腫	I	成人 40〜70歳代	手術 放射線治療 化学療法	女性に多い。 髄膜のある場所に発生し、周囲の脳や脳神経、静脈洞などを圧迫しながら成長し、発生部位に応じた局所症状を生じる。 大脳円蓋部、大脳鎌、傍矢状洞、蝶形骨洞に多くみられる。
		神経鞘腫 （聴神経鞘腫）	I	成人 40〜60歳代	手術 放射線治療 保存療法	女性にやや多い。 初発症状は難聴、耳鳴りが多く、腫瘍の増大により三叉神経や顔面神経の障害が生じる。
		下垂体腺腫	－	成人	手術 放射線治療 薬物療法	症状としては、視野障害（両耳側半盲）や視力低下、頭痛、眼筋麻痺による眼球運動障害がみられ、腫瘍性細胞の機能により以下に分類される。 ①機能性腺腫：ホルモンの過剰分泌 ・成長ホルモン：先端巨大症・下垂体巨人症 ・プロラクチン：高プロラクチン血症（性腺機能低下など） ・コルチゾール：クッシング病 ・甲状腺刺激ホルモン：甲状腺機能亢進症 ②非機能性腺腫：腫瘍が増大してはじめて症状が出現し、下垂体卒中（突然の頭痛や視力低下）をきたすことがある。
		頭蓋咽頭腫	I	小児・成人	手術 放射線治療 ホルモン補充療法	5〜15歳、40〜60歳代の二峰性に発症ピークがある。 鞍上部に好発し、視交叉の圧迫による視力障害（両耳側半盲）や下垂体機能低下（小児では低身長など、成人では易疲労性や低血圧など）、視床下部障害（小児では尿崩症や肥満など、成人では精神症状や人格変化など）が生じる。
転移性脳腫瘍			IV		手術 放射線治療 保存療法	頭蓋外からの腫瘍が転移したもので、原発としては肺がん、乳がん、直腸がんなどが多い。

※1　Parinaud 症候群：中脳上丘の障害により、垂直注視中枢が障害され眼球を左右にしか動かせなくなる。また調節・輻輳反射が消失するため、寄り目ができず、寄り目の際の縮瞳が見られない症状が出現する。
※2　Argyll Robertson 瞳孔：病側の縮瞳、対光反射消失が見られるが、調節・輻輳反射は正常。
※3　von Hippel-Lindau 病：脳幹や小脳、脊髄などの中枢神経系と網膜に多発する血管芽腫で、嚢胞性腫瘤が他臓器にも多発する。

後輩指導時のポイント

　脳腫瘍はさまざまな種類があり、小児と成人でも好発する腫瘍や症状が異なるため、それぞれの腫瘍の特徴を理解することが重要です。腫瘍が発生する部位を把握し、局所症状を理解して観察を行いましょう。

ポイント

　てんかん発作で発症することが多く、入院中でもてんかん発作を起こすことがあるため、けいれんの対応が行えるような準備、心構え（認識）を持っておく必要があります。

（池田　亮）

6 脳神経外科手術のキホン

開頭術とは

　開頭術とは、その名のとおり頭を開いて行う手術を指し、いくつかの術式があります。どのような疾患・病状に適応される手術法なのでしょうか？

開頭術の適応（図1）

出血性疾患
・SAH（くも膜下出血）⇒開頭クリッピング術
・脳出血（被殻出血・皮質下出血・小脳出血など）⇒開頭血腫除去術　　など

閉塞性疾患・その他
・脳梗塞⇒減圧開頭術
・脳腫瘍⇒開頭血腫除去術
・未破裂動脈瘤⇒開頭クリッピング術　　など

　開頭術は、くも膜下出血（subarachnoid hemorrhage：SAH）や脳出血などの出血性疾患、脳梗塞などの閉塞性疾患により脳ヘルニアが切迫している状態のとき、その他として脳腫瘍や未破裂動脈瘤などさまざまな疾患や病状のときに適応されます。

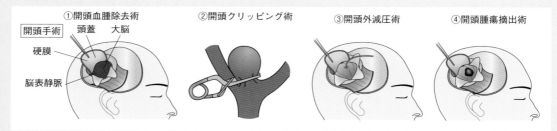

①開頭血腫除去術　　②開頭クリッピング術　　③開頭外減圧術　　④開頭腫瘍摘出術

開頭手術
頭蓋　大脳
硬膜
脳表静脈

図1　開頭術の種類

ポイント

開頭術後の経過と術後ケアのポイント

　開頭術を行う疾患や目的により、術後の経過や合併症、観察やケアのポイントは異なりますが、共通して重要なのは以下の3つです。
・疼痛緩和
・感染管理
・合併症予防
　開頭術を行う場合には、術創は大きくなることが多く、術後数日間は**創部痛**に悩まされる患者も少なくありません。強い疼痛は精神的な苦痛を強いられるばかりでなく、**術後の早期離床を妨げる大きな要因**にもなります。そのためすみやかに、そして個々に合った方法で軽減を図ることが重要です。
　また、術後の**創感染**は創部の治癒を遅らせたり、重度の場合には再手術を余儀なくされることがあるため、術後の**感染予防**は患者の予後を左右する重要なポイントといえます。

　このように開頭術にはさまざまな種類があり、その疾患や目的により術式が異なります。ここからは、それぞれの術式における術後の治療経過や起こりやすい合併症、それに応じた観察やケアのポイントについて解説します。

開頭血腫除去術

開頭血腫除去術とは（図2）

　全身麻酔下で行う手術で、出血部位に応じた箇所を開頭し、血腫の吸引・止血を行うものです。以下に『脳卒中治療ガイドライン2021』で推奨されている脳出血に対する開頭手術について示します。

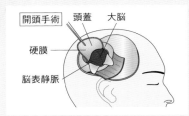

図2　開頭血腫除去術

ガイドラインでは

開頭血腫除去術の適応[1]

被殻出血：神経学的所見が中等度、血腫量が31mL以上でかつ血腫による圧迫所見が高度な被殻出血では血腫除去術を考慮しても良い（推奨度C）。JCSで20〜30程度の意識障害を伴う場合は、定位的脳内血腫除去術を行うことは妥当であり（推奨度B）、開頭血腫除去術や神経内視鏡手術を考慮しても良い（推奨度C）。
皮質下出血：脳表からの深さが1cm以下のものでは手術を考慮しても良い（推奨度C）。
小脳出血：最大径が3cm以上の小脳出血で神経学的症候が増悪している場合、または小脳出血が脳幹を圧迫し脳室性水頭症を来たしている場合には、血腫除去術を行うことは妥当である（推奨度B）。

手術方法

　手術では出血部位に応じた箇所を開頭し、血腫を取り除くのと同時に出血部位の止血を行います。たとえば、被殻出血なら前頭側頭開頭を、皮質下出血では出血部位に応じた箇所を、小脳出血の場合は正中後頭下開頭を行います[2]。

こんなケースも…

　出血量や脳浮腫の程度により開頭血腫除去術に追加して以下の手術が併用されるケースがあります（図3、4）。

a. 開頭外減圧術

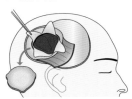

b. 内減圧術

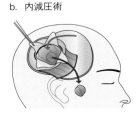

出血範囲やその周辺の脳浮腫の程度によっては、頭蓋骨を戻さず閉創するケース（外減圧）や脳の一部を切除するケース（内減圧）も。

図3　外・内減圧術

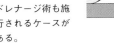

小脳出血で急性水頭症を合併している場合には、脳室ドレナージ術も施行されるケースがある。

図4　脳室ドレナージ術

ポイント

手術が推奨されない疾患は…

・**視床出血**：視床の内側には内包があり、術操作による損傷のおそれがあるため。
・**脳幹出血**：多くは橋に出血を起こし、手術による効果が期待できないために適応はありません。
　ただし、視床出血や脳幹出血などにともなう脳室穿破により脳室拡大を認める場合には、脳室内にたまった血液を体外に排出する目的で脳室ドレナージ術が施行されるケースがあります。

おさえておくべき脳の基礎知識

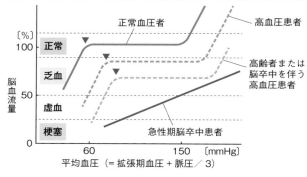

図5 脳の自動調節能（autoregulation）

脳血流は脳灌流圧と脳血管抵抗によってコントロールされています。脳灌流圧は（血圧 - 頭蓋内圧）で定義され、頭蓋内圧が一定であれば、血圧の変動にともなって脳血流は変化します。しかし恒常性を保つため、血圧が60～150mmHgの範囲では脳血管抵抗を変化させて脳血流を一定に保つ機構があり、これを脳血流自動調節能（図5）といいます。高血圧患者や高齢者ではこの自動調節能が右方（血圧の高いほう）へ偏位しており、さらに脳卒中急性期にある患者ではこの自動調節能が破綻し、わずかな血圧の変化で脳血流の変動をきたしやすいです[3]。

脳の自動調節能≒ダムの役目!?

ダムは、ある程度の範囲で水量が変動しても、一般家庭に供給する水の量を一定に保ちます。このような機能が脳にはあり、それにより脳血流量を一定に保ってくれています。脳疾患によりこの機能が障害されることがあるために、血圧管理が重要となります。

ポイント
開頭血腫除去術 術後管理のポイント
・再出血予防
・脳浮腫対策
・DVT予防

なぜ？
術後に左の合併症が生じやすい理由

・再出血
　脳の自動調節能の障害により、血圧変動が直接的に脳血流に影響します。つまり、血圧上昇は再出血のリスクを高めるために、厳重な血圧管理が必要です。

・脳浮腫
　手術の有無にかかわらず、出血部位の周囲は脳浮腫を起こします。

・DVT
　麻痺がある場合にはその危険性は増します。

ポイント
こんな症例はとくに注意!!
　小脳出血による急性水頭症や視床出血による脳室穿破による脳室拡大のある患者には、開頭手術と同時に脳室ドレナージ術を行うことがあると前述しましたが、なかでも、小脳出血で急性水頭症を併発している患者に対して行う脳室ドレナージ術の術後管理にはより慎重さが求められます。

Case1

小脳出血にともなう急性水頭症を併発している患者。開頭血腫除去＋脳室ドレナージ術施行。
術後はチャンバー式ドレナージで管理。GCS：（11点）E3V3M5。意識混濁あり、ときどき不穏になる。
術後2日目、心電図フラットのアラームに気付き訪床すると、ドレナージの支柱が倒れている。

突然の心停止はなぜ起こったのでしょうか？　対策としてどんなことができたでしょうか。

術後のドレナージ管理は慎重に!!

ドレナージ管理により上行性テント切痕ヘルニア（図6）を引き起こし、重篤な状態悪化をまねくことがあるためです。

つまり、オーバードレナージなどを起こした際に、腰椎くも膜下腔の圧が急激に低下することで、圧の高い頭蓋内から脊髄腔の方向へ小脳扁桃が引っ張られてヘルニアを併発する危険性があります。このヘルニアでは直接的に脳幹部を圧迫することで致命的な後遺症や死に至るケースも多いために、ドレナージ管理にはとても慎重さが求められます（図7）。

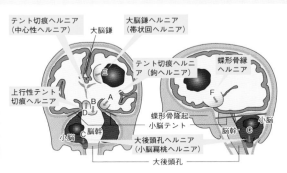

ポイント

上行性テント切痕ヘルニア

テントとは、簡単にいえば大脳と小脳の仕切りです。つまりテント上には大脳が、テント下には小脳が位置します。テントは硬膜によって形成されていて、小脳テントの隙間をテント切痕とよびます。

脊髄の方向とは逆に、テント上腔の方向へ上行性に脳ヘルニアを起こすことがあります。このように小脳上部がテント切痕内に嵌入して中脳を圧迫するヘルニアを、上行性（もしくは逆行性）テント切痕ヘルニアとよび、死に直結する脳ヘルニアの1つです[6]。

図6　上行性テント切痕ヘルニア

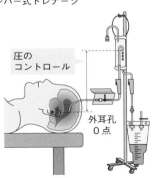

a. チャンバー式ドレナージ

サイフォンの原理でドレナージを行う。モンロー孔（外耳孔）を0点として、指示された高さに設定する。設定圧の微調整が可能で、液面の高さで、頭蓋内圧が推測できる。
※空気孔が濡れたり、クランプした状態だとオーバードレナージの原因となる。

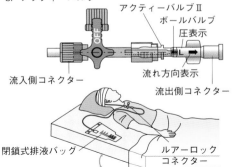

b. アクティーバルブ

低・中・高・超高圧の4種類の圧設定があり患者の状況により変更する。ドレーン回路をはずす手間などがないため、離床しやすいのが特徴。
※ドレーンの高さで、圧が変動するため、離床時にはクランプすることがある。

図7　いろいろなドレナージ

ポイント

ドレナージ中はここを確認!!

設定圧の確認	➡ 勤務交代時や設定変更時は必ずダブルチェックを!!
刺入部の状態確認	➡ 抜けていないか、髄液が漏れていないかチェック!!
性状、量の確認	➡ 急な性状変化や排液量の増減がないか？
感染徴候はないか	➡ 髄膜炎には注意が必要!!
回路トラブルがないか	➡ ルートの閉塞や空気孔が濡れていないか？
事故が起こらない対策はできているか	➡ 抜かれない、支柱が倒れない工夫を!!

開頭クリッピング術

開頭クリッピング術とは（図8）

くも膜下出血や未破裂動脈瘤（図9、10、表1）の患者に対して行われる手術です。開頭しくも膜下出血の原因となっている、もしくは原因となり得る脳動脈瘤にクリップをかけて血流を遮断する手術です。

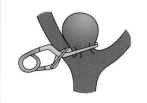

図8　開頭クリッピング術

クリップで再破裂を予防!!

くも膜下出血の患者の場合、最初の出血後に、血餅が破裂部分をふさぎ一時的に出血が止まります。しかし、再度この血餅がはがれて再出血すると死亡率が格段に上がってしまいます。つまり、再出血を起こす前に出血源である動脈瘤にクリップをかけることが重要であるために、迅速な対応が必要となります。

ポイント
SAH（くも膜下出血）の1/3ルール
SAH患者のうち、死亡…1/3、重度の後遺症…1/3、軽症で社会復帰…1/3。

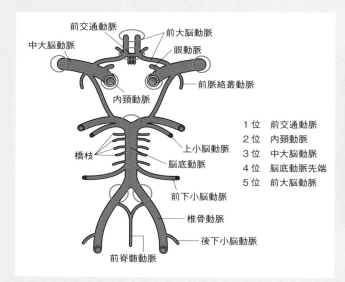

1位　前交通動脈
2位　内頚動脈
3位　中大脳動脈
4位　脳底動脈先端
5位　前大脳動脈

図9　動脈瘤の好発部位

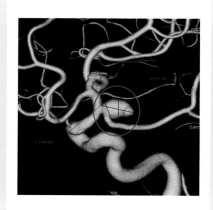

図10　内頚動脈 - 後交通動脈瘤（IC-PC）の脳血管撮影画像

表1　動脈瘤破裂の危険因子（文献5より転載）

大きさ	大きいもの（5〜7mm以上、特に10mm以上）
部位	脳底動脈先端部、前交通動脈、内頚動脈 - 後交通動脈（IC-PC）
形状	不整形、多房性、bleb※1を伴うもの
	Dome/Neck比※2（図11）の大きいもの
数	複数あるもの（多発性）
合併疾患・習慣	高血圧、喫煙、多発性嚢胞腎など
くも膜下出血の有無	くも膜下出血をきたした動脈瘤に合併したもの
家族歴	家族（特に兄弟姉妹）にくも膜下出血の患者のいる家系

※1 bleb：動脈瘤にできる突出した部分
※2 Dome/Neck比

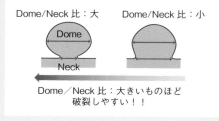

Dome/Neck比：大きいものほど破裂しやすい!!

図11　Dome/Neck比

開頭クリッピング術 or 血管内治療

　開頭クリッピング術と同様に、くも膜下出血や未破裂動脈瘤に対して内科的な処置を行うコイル塞栓術という血管内治療があります。では、同じ疾患でも開頭クリッピング術なのか、血管内治療なのか、医師はどう判断しているのでしょうか？　まずは、それぞれの手術の違いについて表2を参考に比較してみましょう。医師はこれらのメリット、デメリットを考慮して最善の方法をとっています。

表2　開頭術と血管内治療の比較（文献6より転載）

	開頭クリッピング術	コイル塞栓術
麻酔	全身麻酔	局所麻酔でも可
手術創	頭皮毛髪内に10〜20cm	穿径部2〜4mm
脳への圧迫	不可避	なし
手術時間	長い	短い
破裂部の処置	より確実	不確実なことあり
再発	少ない（3〜5%）	時にあり（10〜20%）

開頭クリッピング術後に注意すべき合併症①脳血管攣縮 (cerebral vasospasm)（図12）

　術後の管理は、くも膜下出血を起こした患者と、未破裂動脈瘤の患者では大きな違いがあります。前者の場合、術後の治療・管理で最も重きが置かれるのは、脳血管攣縮の予防です。この脳血管攣縮の発症時期としては、4〜14日の間に起こりやすい（ピークは8〜10日）といわれています。これは、くも膜下出血発症後に出血した血液の成分によって、脳血管が攣縮するものです。

脳血管攣縮の症状

　軽度の攣縮の場合は無症候性の場合もありますが重度の場合は血管攣縮が脳虚血を引き起こすことで脳梗塞をまねくことがあります。その程度によっては軽症の場合もありますが、重度の場合には重い後遺症を余儀なくされることや、最悪の場合は死に至ることもあるために、細心の注意を払って観察・予防に努めていく必要があります。

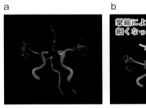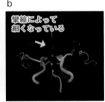

図12　脳血管攣縮

脳血管攣縮予防の治療

・トリプルH療法：表3参照。
・薬物投与：ファスジル塩酸塩水和物、オザグレルナトリウム、エダラボン、シロスタゾール、ほか。
・脳室、脳槽ドレナージ：脳室内の血腫を排出する。
・ウロキナーゼ灌流療法：脳室内の血腫を溶解し排出しやすくする。
など

表3　トリプルH療法

	治療内容
人為的高血圧 （hypertension）	人為的に血圧を上げる。 循環作動薬を使用することもある。
循環血液量増加 （hypervolemia）	輸液量を増やす。 輸血やアルブミン製剤を使用することも。
血液希釈 （hemodilution）	代用血漿剤などを使用し、血液を希釈する。 目標：ヘマトクリット値…30〜35%程度

脳血管攣縮予防のポイント

・血圧は高めにキープ
・水分出納管理をして、マイナスバランスにしない
・確実な投薬
・確実なドレナージ管理

 ポイント

注意 !!
　たこつぼ型心筋症や、大量の輸液などにより心不全を併発することがあるため、とくに重症例や高齢者、心機能が低下している患者は要注意 !!

開頭クリッピング術後に注意すべき合併症②正常圧水頭症

　脳血管攣縮の時期を脱した後は、正常圧水頭症の合併に注意が必要です。これは、くも膜下腔に流出した出血により、髄液の吸収が阻害されるために生じるものです。

正常圧水頭症の代表的な症状

・歩行障害
・精神機能の低下
・尿失禁

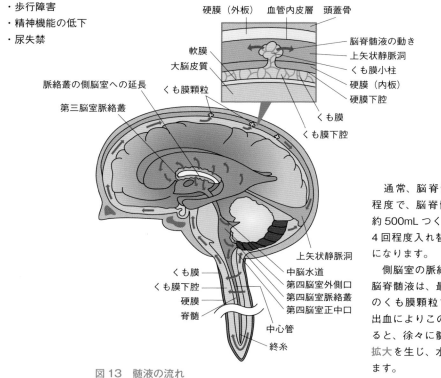

図13　髄液の流れ

　通常、脳脊髄液腔は 130mL 程度で、脳脊髄液（図 13）は約 500mL つくられているので、4 回程度入れ替わっている計算になります。

　側脳室の脈絡叢でつくられた脳脊髄液は、最終的に脳の表面のくも膜顆粒で吸収されます。出血によりこの吸収が障害されると、徐々に髄液がたまり脳室拡大を生じ、水頭症の症状が出ます。

正常圧水頭症の治療（図14）

　急を要しませんが、手術が適応となるケースが多いです。手術では、脳室拡大を改善するために、V-P（脳室 - 腹腔）シャント、L-P（腰椎 - 腹腔）シャントなどのシャント術を行い、脳室内の髄液を別の場所に流す処置を行います。

　このようにくも膜下出血では、超急性期からの脳血管攣縮の予防を終えた後も、正常圧水頭症の出現に注意して観察していく必要があります。

a. V-P（脳室 - 腹腔）シャント　　b. L-P（腰椎 - 腹腔）シャント

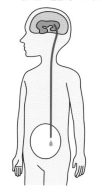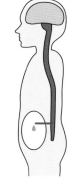

図14　正常圧水頭症の治療

開頭外減圧術

ガイドラインでは

開頭外減圧術の適応[7]

中大脳動脈灌流域を含む一側大脳半球梗塞において、下記の症例に硬膜形成を伴う外減圧術が勧められます（推奨度 A）。

① 年齢が 18〜60 歳までの症例
② NIH Stroke Scale（NIHSS）score が 15 を超える症例
③ NIHSS score の 1a が、1 以上の症例
④ CT にて、中大脳動脈領域の脳梗塞が、少なくとも 50％ 以上あるか、拡散強調画像にて脳梗塞の範囲が 145cm³ を超える症例
⑤ 発症 48 時間以内の症例

 ポイント

開頭外減圧術（図 15）

広範囲の脳梗塞などで脳浮腫による脳ヘルニアが切迫している、もしくはその可能性が高い場合に、頭蓋骨の一部を取りはずした状態で閉創する手術です。頭蓋骨の一部をはずすことで、高くなっている頭蓋内の圧を外に逃がすために行われます。

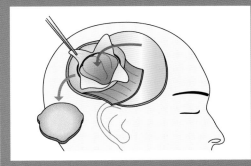

図 15　開頭外減圧術

 ポイント

内減圧術（図 16）

開頭減圧術だけでは脳ヘルニアの回避がむずかしいと予想される場合には、機能的な問題が少ないとされる脳の一部を切除する内減圧術を同時に行うこともあります。

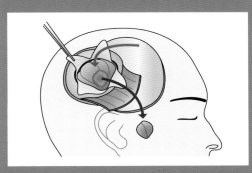

図 16　内減圧術

臨床での適応例

臨床では『脳卒中治療ガイドライン 2021』で推奨されているケース以外にも、開頭外減圧術が施行される場合があります。たとえば、重度のくも膜下出血例や、脳出血の患者でも出血量や脳浮腫の程度によっては、疾患に対する手術に加えてこの減圧術が併用される場合があります。

術後の経過

術後、減圧部は腫脹します。これは頭蓋内圧が外に逃げている証拠で正常といえます。術創周囲の腫れは 2、3 日でピークを迎え、手術した側の目が開けられなくなることも少なくありません。日がたつにつれて、徐々に腫れが引いてきます。腫脹している間は、頭蓋骨を入れる手術（頭蓋形成術）が行えません。

減圧部の腫脹が意味するもの…

　術後に減圧部を観察することは、頭蓋内の圧を目視で確認する指標となります。つまり、減圧部の腫脹が増強したり、硬くなっている場合（緊満状態）には頭蓋内圧の亢進が予測でき、逆に、陥没してきている場合には、脳浮腫が軽減し頭蓋内圧が低下してきているとアセスメントすることができます。

ポイント

減圧部はデリケート

　減圧部は脳を守る頭蓋骨がないために、十分に保護する必要があります。以前、筆者が経験した事例では、開頭減圧術施行後の患者が離院し、転倒した際に減圧部をぶつけてひどく損傷したというケースがあります。そのために、離床時にはヘルメットやヘッドギアをつけることで減圧部を保護することが必要です。また、減圧部が圧迫されることは、直接的に頭蓋内圧を上げることになるため、体位変換時には減圧部を圧迫しないような配慮が必要です。

Case2

右開頭外減圧術後3日目の患者。減圧部は前日に比べて腫脹が増し緊張している。
夜勤のラウンドで訪床すると、嘔吐しており、呼吸状態悪化あり。体位は右側臥位であった。

嘔吐はなぜ誘発されたのでしょうか？　どんな対応が必要だったのか考えてみましょう。

開頭腫瘍摘出術

適応

・脳腫瘍
（下垂体などを除く）

開頭腫瘍摘出術とは

　開頭腫瘍摘出術（図17）は腫瘍の部位に応じた箇所を開頭し、腫瘍を部分的もしくは全部を摘出する手術です。

　すべての脳腫瘍患者に適応されるものではなく、下垂体腫瘍など開頭でのアプローチが困難な場合には別の方法が選択されます。つまり、脳腫瘍の手術では、腫瘍の種類（図18）や大きさ、浸潤度、発生部位に応じて術式が変わってきます。

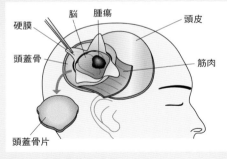

図17　開頭腫瘍摘出術

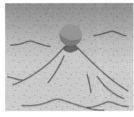

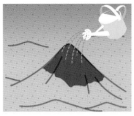

図18　良性腫瘍と悪性腫瘍のイメージ（文献5を参考に作成）

摘出率と再発率

　脳腫瘍は手術による摘出率が高いほど生存率は好転するため、手術でより多くの腫瘍を取り除くことが患者の予後を大きく左右するともいえます。しかし、脳腫瘍は良性と悪性とに大別され、良性腫瘍は比較的全摘しやすいのに比べて、悪性の場合は浸潤していることが多く全摘がむずかしいです。そのために、再発例も悪性のほうが多くなります。

ガイドラインでは

術後の脳浮腫対策 [8]
・神経症状を呈する腫瘍周辺の浮腫に対しては、ステロイドや浸透圧利尿薬を使用する（推奨グレード B）。

脳腫瘍患者の脳浮腫

　術直後は脳浮腫対策が重要なポイントといえます（図 19）。腫瘍周囲に生じるため、腫瘍周囲の巣症状の悪化が予測されます。脳腫瘍周囲の新たな血管は BBB（血液脳関門）が存在しないために、浮腫が助長されます。また、転移性脳腫瘍の場合、腫瘍周辺は浮腫のために神経症状を呈することがあります。

　治療としては、脳腫瘍の浮腫に効果があるとされている副腎皮質ホルモン（ステロイド）を併用することも多いです。

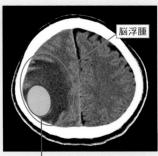

脳浮腫

腫瘍（Glioblastoma）

図 19　脳浮腫の H-CT

ポイント

おさえておくべき脳の基礎知識：BBB（血液脳関門）
Blood（ブラッド）…血液、Brain（ブレイン）…脳、Barrier（バリヤー）…関門。
脳と脊髄の毛細血管にある特殊な機能。脳や脊髄を守るため、脳・脊髄内へ移動できる物質を厳しく制限しています。
BBB 破綻→物質（水分なども）の移動制限なし→血管性脳浮腫が起こる。
髄膜炎患者に通常より高濃度の抗菌薬を使用するのは、BBB により薬剤が届きにくいためです [8]。

こんな手術もあります…光線力学療法

　当院では、脳腫瘍の治療として、光線力学療法（photodynamic therapy：PDT）を導入しています。これは、悪性新生物に集まるという光感受性物質を手術前に体内に投与し、手術で光感受性物質の集まっている部分にレーザーを当てて活性酵素を発生させ、それにより悪性新生物を攻撃する治療法です。

　このように、脳腫瘍に対する手術療法では新たな取り組みも行われてれています。

　その後の治療方針は、病理結果や進行度、患者・家族の意向によって決定します。

吻合術

吻合術とは

　吻合術は血管と血管を結ぶ手術です。さまざまな理由でこの術式が適応されますが、直接バイパス術と間接バイパス術があり、有名なのは前者である STA-MCA 吻合術（図 20）です。これは、高速道路でたとえると、渋滞している道路を避けて、スムーズに車が流れている道路と道路を結ぶイメージです。

　血流の改善、過灌流の有無、虚血の有無を評価するため、術後には spect や MRI による評価を行います。

STA-MCA 吻合術とは

　STA-MCA 吻合術は STA（浅側頭動脈）と MCA（中大脳動脈）をつなぐ手術で、頭蓋外の STA（図 21）から、頭蓋内の MCA（図 22）へとバイパスをつくることで頭蓋内の新たな血液の流れをつくる手術です。

　閉塞性疾患ではなく、脳動脈瘤や脳腫瘍の患者にも適応されるケースもあります。

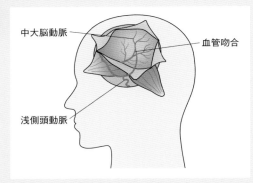

図 20　STA-MCA 吻合術

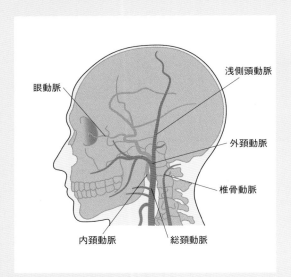

図 21　STA（浅側頭動脈）

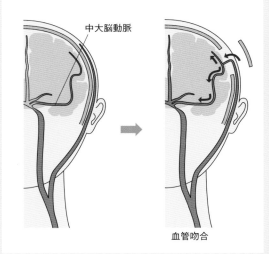

図 22　MCA（中大脳動脈）

Case3（図23）

80歳代、男性。
左中大脳動脈狭窄症。
構音障害、軽度右上下肢麻痺で発症。
その後も一過性脳虚血発作（transient ischemic attack：TIA）発作あり。
STA-MCA吻合術を施行。
術後は血流改善し、TIAなく経過。

術前MRA画像

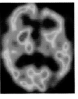
右

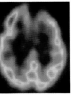
左

右に比べて
左MCAが淡い

a. 術前spect

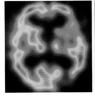 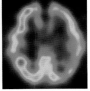

術前管理

服薬による脳梗塞予防
・シロスタゾール
・バイアスピリン

b. 術後spect

図23　症例の検査画像

術後合併症に注意

・脳梗塞
　脱水や血圧低下により脳虚血を助長することで脳梗塞になる可能性があります。

・過灌流症候群
　バイパス術などの血行再建術後に生じやすいです〔過灌流症候群については第3章（p.128）で解説〕。

・術後出血
　血管吻合部の縫合不全などが原因になります。

TNE（transient neurological events）にも注意！

　術後2日目以降に言語障害や麻痺などの神経症状が一過性に出現することがあります。原因としては、①虚血、②過灌流症候群、③EMS（側頭筋）の腫脹による脳実質への圧迫、④けいれん発作が考えられます[9]。

術後の観察ポイント

　術後に生じやすい脳梗塞、過灌流症候群、術後出血は、病巣側に生じるため、その血管領域に応じた巣症状を確認すること。
　症例の場合は、病巣側が左なので、左MCA領域障害による症状に注意が必要。
例）
左：STA-MCA手術患者
・運動性失語
・右片麻痺　など
右：STA-MCA手術患者（病巣が右の場合）
・高次脳機能障害
・左片麻痺　など

内視鏡下血腫除去術

内視鏡下血腫除去術とは

　内視鏡下血腫除去術（図24、25）は、頭蓋骨に穿頭孔とよばれる小さな穴をあけ、出血部位まで内視鏡を到達させ血腫を吸引する手術です。

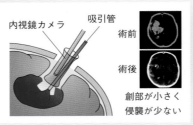

内視鏡カメラ　吸引管

術前

術後

創部が小さく
侵襲が少ない

図24　内視鏡下血腫除去術

GUIDE LINE ガイドラインでは

内視鏡下血腫除去術の適応[1]

　脳内出血あるいは脳室内出血の外科的治療に関しては、神経内視鏡手術あるいは定位的血腫除去術を考慮しても良い（推奨度C）。

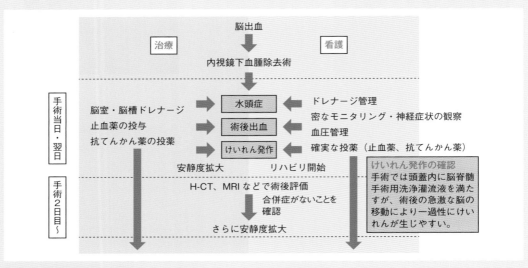

図25　術後の経過と治療・看護

表4　開頭術、定位手術、内視鏡手術法における比較（文献10より転載）

	開頭血腫除去術	定位的血腫除去術	神経内視鏡手術
血腫吸引率	高い	比較的低い	高い
止血	止血にすぐれる	止血不可能	止血にすぐれる
手術侵襲度	侵襲大きい	侵襲小さい	侵襲小さい
麻酔方法	全身麻酔 高齢者や合併症患者に問題あり	局所麻酔	局所麻酔も可能
脳ヘルニアをともなう症例への減圧までの時間	全身麻酔、開頭術が必要	発症6時間以内の超急性期は適応外	非常に早い 特別な準備の必要なし
リハビリテーション開始までの時間	全身麻酔、開頭術後の回復後	残存血腫による浮腫の影響消失後	比較的早く開始可能
適応	重症例の救命目的では有効	重症例への適応は疑問	幅広い適応の可能性あり 重症例で脳ヘルニアによる二次的な障害を予防できる可能性 侵襲少なく軽症例にも適応あり

　表4は脳出血に対して行われる3つの手術法について比較しています。神経内視鏡手術は、ほかの手術に比べて侵襲が少ない、局所麻酔でも可能であり手術までの時間が短い、術後比較的早期にリハビリが開始できるなど、低侵襲であり術後の早期離床、ADLの拡大、QOL維持においても優れているといえます。

CEA（頚動脈内膜剥離術）

CEA（頚動脈内膜剥離術）とは（図26）

　頚部を切開し、頚動脈の血流を遮断した状態で切開し、肥厚した内膜（プラーク）を剥離・摘出する手術です。頚動脈の血流遮断中は内シャントにより脳血流を保っています。

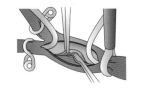

図26　頚動脈内膜剥離術（CEA）

ポイント

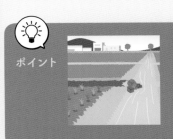

田んぼでイメージを…その①

　『脳卒中治療ガイドライン2021』では、頚動脈狭窄症の患者で、症状の有無や狭窄度、動脈硬化の程度によってCEA（頚動脈内膜剥離術）を適応すべきとされています[1]。
　田んぼでたとえると、田んぼに水を供給している水路に細かい石やヘドロがたまり、水路がふさがれてしまったことで、田んぼに十分な水が流れない状況を想像してください。田んぼを守るためには、水路にたまった小石やヘドロをかき出せば解決しますよね。
　水路＝頚動脈、田んぼ＝脳実質に置き換えるとイメージがしやすいと思います。

術後の経過イメージ

術後合併症と観察ポイント

脳梗塞（手術側と反対側の症状確認）
気道狭窄
舌下神経、上喉頭神経障害
（舌の動き、嗄声の有無確認）

CEA（頚動脈内膜剥離術）

頚動脈の血流遮断
プラークの遊離
皮下出血
神経損傷

手術により狭窄が改善

脳血流の改善　　虚血部分の血流増加により…

脳虚血の改善　　過灌流症候群

虚血による症状の改善
脳梗塞の回避

術後に脳血流が急激に増加し、脳が必要とする血流量をはるかに上回った状態

悪化すると…
脳出血

状態安定
退院　　←　過灌流の改善

症状は、出血の程度により異なるが、頭痛や嘔気など頭蓋内圧亢進症状が出ることもある。
☆出血は病巣側に生じるため、反対側の麻痺や失語（左が病巣の場合）などの神経症状を確認！！

　このように、CEA術後には、頚動脈の狭窄が解消されることで脳虚血の改善や脳梗塞を回避できる一方で、血流増加にともなう過灌流症候群、さらには脳出血の合併に注意が必要です。

　この過灌流症候群は、CEAに限らず、バイパス術や頚動脈ステント留置術（CAS）などの血行再建術では生じやすく、最も注意すべき術後合併症といっても過言ではありません〔過灌流症候群については第3章（p.128）で詳しく解説します〕。

ポイント

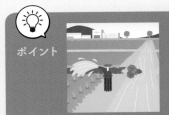

田んぼでイメージを…その②

　田んぼでたとえると、水路が狭くなり（頚動脈狭窄）干上がりかけたところ（脳虚血）に、勢いよく水が流れ出すこと（血流増加）で必要以上に水が流れ（過灌流）、田んぼが水浸し（脳出血）になるというイメージです。

術後の離床について

　術後の離床は重要だといえますが、離床にともない血圧変動が生じやすいのも事実です。つまり、離床→血圧上昇→脳血流量の増加→過灌流を引き起こし、さらには脳出血をまねく危険性も大いにあります。そのため、離床前に脳血流検査（SPECT）を行い、脳血流量を確認し過灌流状態となっていないかを評価できていると安心して離床に取り組めます。

CAS（頚動脈ステント留置術）

適応
・内頚動脈狭窄症

CAS（頚動脈ステント留置術）とは（図27、28）

　血管内治療の１つです。大腿動脈から穿刺して頚動脈までカテーテルを送り、狭窄部分をバルーンで膨らませ、ステント（針金）を留置することで血管拡張します。

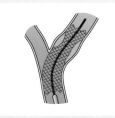

図27　CAS（頚動脈ステント留置術）

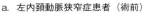

a.　左内頚動脈狭窄症患者（術前）

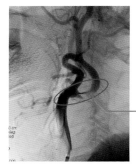

ステント留置

狭窄部分

左内頚動脈の高度狭窄が確認できる。
画像の患者で狭窄率90％。

b.　左内頚動脈狭窄症患者（術後）

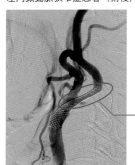

血管拡張

左狭窄部にステントが留置され、
血管拡張しているのがわかる。

図28　CAS前後の脳血管撮影画像

GUIDE LINE　ガイドラインでは

経動脈的血行再建療法（頚部頚動脈）[12]

　内頚動脈狭窄症において、頚動脈内膜剥離術の危険因子（表5）を持つ症例に対して、抗血小板療法を含む最良の内科的治療に加えて、手術および周術期管理に熟達した術者と施設において頚動脈ステント留置術を行うことは妥当である（推奨度B）。

　症候性内頚動脈高度狭窄では、CEAの危険因子を持たない症例に対して、抗血小板療法を含む最良の内科的治療に加えて、手術および周術期管理に熟達した術者と施設においてCASを行うことを考慮しても良い（推奨度C）。

表5　CEA危険因子（少なくとも１つが該当）（文献12より作成）

・心臓疾患（うっ血性心不全、冠動脈疾患、開胸手術が必要、など）
・重篤な呼吸器疾患
・対側頚動脈閉塞
・対側喉頭神経麻痺
・頚部直達手術、または頚部放射線治療の既往
・CEA再狭窄例

術後合併症

【徐脈・低血圧】

　ステントによる頚動脈洞の圧迫（頚動脈洞反射）や血管伸展などにより、徐脈、血圧低下が生じやすい。

【過灌流症候群】

　原因は CEA 同様で、虚血部分に必要以上の血液が流れる状態。重症例では脳出血をまねく。

【脳梗塞】

　ステント留置時にプラークが剝がれて先の血管を閉塞し脳梗塞が生じることがある。また、ステントの隙間からプラークがはみ出て、遅発性に脳梗塞を生じるケースもある。

【仮性（偽性）動脈瘤】

　動脈穿刺により生じるもので、穿刺した動脈（血管内治療の場合は大腿動脈が多い）に、動脈瘤を形成する。破裂することで血圧低下などをまねく。

 治療・看護のポイント

【徐脈・低血圧】

　薬剤投与（アトロピン、エフェドリン）で対応。改善しない場合は、循環作動薬（ノルアドレナリンなど）使用。

【過灌流症候群】

　血圧の急激な上昇を避けるため、時には降圧薬を使用し血圧管理を行う。

　※下げすぎは脳梗塞の要因となるため注意 !!

【脳梗塞】

　術前から抗血小板薬を服用する。術中はプラークが飛ばないような処置をする。脱水にならないよう水分出納管理を行う。

　継続的に症状観察を行う。

【仮性（偽性）動脈瘤】

　十分な圧迫による止血処置をする。安静保持、穿刺部の腫脹がないか観察する。

　エコーなどでの術後評価を行う。

下垂体（経蝶形骨洞手術）

適応
・下垂体腫瘍　など

経蝶形骨洞手術とは（図 29）

　鼻孔から蝶形骨洞を経由して腫瘍に到達し、腫瘍の摘出を行う手術です。直接的に脳に触れることがないために、脳への侵襲は少なく、内視鏡を併用することで広範囲の視野が確保でき、顕微鏡だけでは確認できなかった血管や組織を確認しながら手術を行うことが可能です[15]。

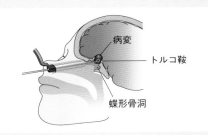

図 29　経蝶形骨洞手術

下垂体の構造とホルモン

　下垂体術後には、その術式や下垂体に備わっている内分泌調整機能などの影響からさまざまな術後合併症が予測されます（図 30）。

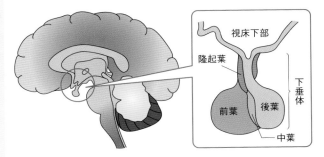

図 30　下垂体の構造とホルモン

ホルモン一覧

前葉	成長ホルモン	
	プロラクチン	
	甲状腺刺激ホルモン	
	副腎皮質刺激ホルモン	
	性腺刺激ホルモン	卵胞刺激ホルモン
		黄体形成ホルモン
後葉	バソプレッシン	
	オキシトシン	
中葉	メラニン細胞刺激ホルモン	

下垂体術後合併症に関係の強いホルモン

前葉	副腎皮質刺激ホルモン	副腎皮質の成長を促進
		糖質コルチコイドの分泌を促進
後葉	バソプレッシン	水分保持を促進

下垂体術後合併症（尿崩症
・遅発性低ナトリウム血症）
に大きく関与する。

経過と合併症

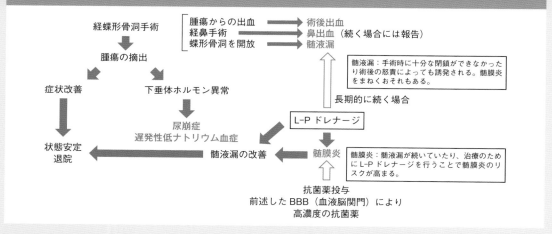

廃用症候群とは

　廃用症候群とは、身体の安静臥床、不活動によって引き起こされる心身の二次的な障害の総称であり、廃用によって起こるさまざまな症候（表 1）のことです。とくに高齢者では、短期間の安静臥床においても、生体に影響を及ぼし、顕在化した廃用性変化が脳卒中後のリハビリテーション（以下、リハ）の阻害因子となることもあります。

表 1　廃用症候群

器官	影響
筋骨格系	筋力低下、筋持久性低下、筋萎縮、骨粗鬆症、関節拘縮・強直
循環器系	心拍数増加、心拍出量減少、循環血液量減少、起立性低血圧、心予備能低下、深部静脈血栓症、脱水
呼吸器系	上気道感染、誤嚥性肺炎、肺活量低下
消化器系	便秘、食欲低下、体重減少
泌尿器系	失禁、尿路感染、尿路結石
神経系	運動機能低下、感覚鈍麻
精神・心理面	不安、抑うつ、認知機能低下
皮膚	褥瘡

ガイドラインでは

［追補 2019 対応］
脳卒中治療ガイドライン 2015
―急性期リハビリテーション―

　ガイドラインでは「不動・廃用症候群を予防し、早期の日常生活動作（ADL）向上と社会復帰を図るために、十分なリスク管理のもとにできるだけ発症後早期から積極的なリハビリテーションを行うことが強く勧められる（グレード A）」[1]と示されています。その内容には、早期の座位・立位の獲得、歩行訓練、摂食・嚥下訓練、セルフケア訓練が含まれています。
　とくに急性期リハビリテーションでは、深部静脈血栓症、誤嚥、褥瘡、尿路感染症などの二次合併症に注意するように推奨されています。

不動と廃用症候群

　園田は、長時間動かさないことによる影響のみならず、短時間の不動においても生態に影響が及ぶ[2]ことについて、表 2 のように示しています。
　脳卒中患者の場合、不動・廃用症候群の両方を引き起こしてしまう可能性があり、［追補 2019 対応］『脳卒中治療ガイドライン 2015』においても、不動・廃用症候群の予防が推奨されています。

表 2　不動・廃用の区分（文献 2 より転載）

不動・廃用に至る時間	おもな原因	予防	治療のポイント	診療報酬の廃用
緩徐	不活発	生活様式	拘縮の不可逆性などに配慮	該当せず
急激	肺炎など安静を指示される症状	何のための安静かの吟味	どのくらい早く治療開始できるか	廃用症候群として

廃用症候群とサルコペニア

　1989 年に Rosenberg が、サルコ（sarco）ペニア（penia）という用語を提唱しました[3]。サルコペニアとは、直訳すると「筋肉が減少している」ことを意味します。サルコペニアは、加齢による筋力量減少を意味する言葉として用いられてきました。European Working Group on Sarcopenia in Older People（2010）では、加齢による筋肉量の減少を原発性サルコペニア、活動や疾患・栄養に関連した筋肉量の減少を二次性サルコペニアに分類しました。
　高齢者の場合は、脳卒中の発症以前より、加齢や活動性低下による廃用症候群を合併していることも少なくありません。
　廃用症候群による筋肉量の低下は、二次性サルコペニアに分類されており、不要な安静や絶飲食は避け、早期離床・早期経口摂取により、廃用性筋萎縮を予防することが重要となります。

筋骨格系

キーワード
- 運動機能
- 安静臥床
- 不活動

ヒトの運動機能とは

　ヒトが正しい姿勢を保ち、自分の意思で目的を持った行動を行うためには、神経系による運動調節と筋骨格系による筋のはたらきが必要となります。この筋の収縮により発現される力のことを筋力といいますが、末梢神経障害、筋の病変、廃用症候群により、筋力低下を起こしてしまいます。

　筋線維には、①ゆっくりと収縮するが長く収縮できるⅠ型、②素早く収縮するが短時間でゆるんでしまうⅡ型、があります。安静臥床・不活動による廃用性筋萎縮は、骨格筋のⅠ型筋線維が持久力のない筋へと変化し、姿勢の保持や歩行に関係する抗重力筋としての機能を失っていきます。

？ なぜ？ 安静臥床で筋力低下が起こるワケ

　ヒトの筋肉は、長軸方向への重力負荷により、無意識のうちに立位姿勢で収縮します。長期臥床や不活動により、重力負荷にあらがう抗重力筋は、収縮する機会を失います（図1）。したがって、他の筋肉と比較すると、抗重力筋は容易に筋力低下を起こします。

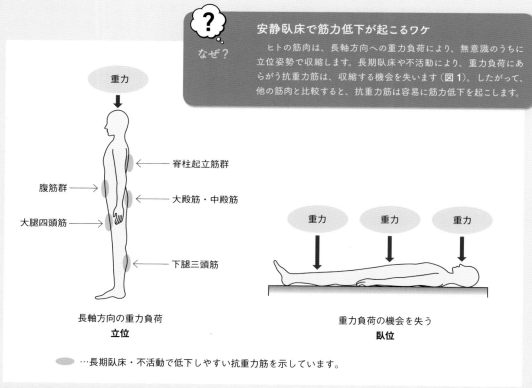

脊柱起立筋群

腹筋群

大殿筋・中殿筋

大腿四頭筋

下腿三頭筋

長軸方向の重力負荷
立位

重力負荷の機会を失う
臥位

　⬭ …長期臥床・不活動で低下しやすい抗重力筋を示しています。

図1　姿勢変換による重力負荷の違い

ガイドラインでは

［追補2019対応］　脳卒中治療ガイドライン2015　―評価―

　ガイドラインでは、「汎用され、信頼性・妥当性が検証されている以下の評価尺度を用いるよう勧められる」[4]と示されています。

　その内容には、「1）総合評価：Fugl-Meyer Assessment、脳卒中重症度スケール（JSS）、Stroke Impairment Assessment Set（SIAS）、National Institutes of Health Stroke Scale（NIHSS）の少なくとも一つ、2）運動麻痺評価：Brunnstrom Stage、3）筋緊張評価：（modified）Ashworth Scale、4）ADL評価：Functional Independence Measure（FIM）、Barthel Index の少なくとも一つ」[4]を評価指標として推奨しています。

　評価指標は多職種の共通言語としても用いられることが多いですが、正しい評価が行えるように知識・技術の習得が重要ではないかと考えます。

その1　骨のしくみ

　ヒトの骨は、重力や荷重などの外力刺激により、骨に対する重力負荷が骨へのストレスとなって、骨の微小損傷が起こります。損傷された骨は、やがて再生し、骨の強度が維持されていきます。これを、骨のリモデリング機構といいます。しかし、安静臥床・不活動により、微小重力下の状況になってしまうと、骨に対する重力負荷が減弱または消失するため、骨のリモデリング機構が破綻し、骨量の減少や骨萎縮が生じやすくなります。

後輩指導時のポイント

　長期臥床・不活動が原因で生じる廃用性骨萎縮は、荷重や運動を再開すれば、低下した骨量は回復します。したがって、臥床期間はできる限り短く、早期から座位訓練を開始することが必要です。
　骨量を維持・増加させるためには、荷重運動が効果的であり、訓練は、長時間ではなく短時間で、頻回に実施することが有効です。看護師は、リハ時間以外の日常生活に、セルフケア行動を機会とした離床を検討する必要があります。

ガイドラインでは

［追補2019対応］
脳卒中治療ガイドライン2015
―骨粗鬆症に対するリハビリテーション―

　ガイドラインでは、「骨量維持のため介助を要しても下肢に荷重をかけた立位や歩行が勧められる（グレードB）」[5]と示されています。したがって、急性期から患者の活動度や状態に応じて、日常生活のなかで麻痺側に荷重をかける視点が重要となります。

その2　関節拘縮とは

　関節は、関節包、髄膜、腱、靭帯、関節軟骨、皮膚、筋などで構成されています（図2）。拘縮とは、これらの関節構成体の変化により、正常な可動域が障害された状態のことをいいます。脳卒中患者に見られる拘縮には、①不動（immobilization）により関節軟部組織が短縮することにより生じるもの、②筋緊張の異常亢進によるもの（痙縮拘縮）、③誤った使用や訓練により生じるもの、④循環障害による浮腫のため関節軟部組織の柔軟性が低下するために生じるもの[6]があります。脳卒中の片麻痺では、上肢は屈曲優位、下肢では伸展優位によるウェルニッケ・マン肢位をとることが多い[6]です（図3）。

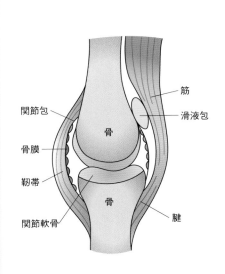

図2　関節の構造

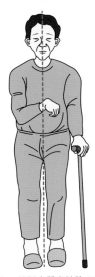

脳幹より上の外側皮質脊髄路の損傷で痙縮が強いほど、この肢位が誘発される[6]。

図3　ウェルニッケ・マン肢位

循環器系

キーワード
・心機能
・安静臥床
・不活動

ヒトの心機能とは

ヒトは、進化の過程で二足立位となり、四足動物にはない能力を獲得してきました。ヒトが仰臥位から立位になると、約500～800mLの血液が胸腔内から下肢や腹部内臓系へ移動し、心臓への循環血液量が約30%減少[7]します（図4）。

その1　簡単に生じてしまう起立性低血圧

起立性低血圧は、脊髄損傷や脳血管障害など、自律神経失調に対する代償機構が破綻された場合、あるいは脱水など血管からの体液が過剰に失われたときに発症します。また、長期臥床や不活動状態により、心機能が低下した場合でも生じます。

臨床症状

立ちくらみ、めまい、視力障害、全身倦怠感、嘔気、動悸、ふるえ、頭痛、項部痛などが出現します。

ポイント

臥位から立位に姿勢を変えたとき、心臓より下部へ約500～800mLにも及ぶ血液が移動します（図4）。

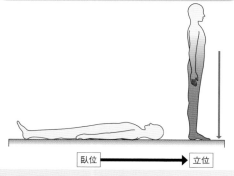

臥位 ➡ 立位

図4　姿勢変換による重力負荷の違い

ガイドラインでは

**失神の診断・治療ガイドライン（2012年改訂版）
—起立性低血圧の治療—[8]**

表3　起立性低血圧の治療

1. 原因、誘因の除去
   ①活動時の降圧薬中止
   ②利尿薬中止
   ③α遮断薬（前立腺肥大治療）中止
   ④過食予防
2. 非薬物療法
   ①水分補給、塩分摂取増加
   ②腹帯・弾性ストッキング装着
   ③上半身を高くしたセミファウラー位での睡眠
   ④前駆症状出現時の回避法（脚組み、蹲踞姿勢など）
   ⑤急な起立の回避
   ⑥昼間の臥位を避ける
3. 体液量の増加
   ①貧血の治療（エリスロポエチン）
   ②フルドロコルチゾン
4. 短時間作用型昇圧薬
   ミドドリン、エチレフリン
5. その他
   オクトレオチド

出典：日本循環器学会. 失神の診断・治療ガイドライン（2012年改訂版）. https://www.j-circ.or.jp/cms/wp-content/uploads/2020/02/JCS2012_inoue_h.pdf,（2021年12月閲覧）.

その2　恐ろしい静脈血栓症

　　長期の安静臥床や不活動は、血液量を進行性に減少させることにより血液粘稠度が上昇し、血液凝固能の亢進をともなって、血栓が生じやすくなります。加えて、下肢の筋力を低下させることは、静脈のポンプ作用の低下をまねき、下肢静脈のうっ滞を強めてしまいます。さらに、下肢の重みは、下腿後面の静脈を圧迫し、内膜の損傷を生じさせて、血栓をつくりやすくします。

　　なかでも、下肢にできた血栓が剥がれて肺に流れ込む肺静脈血栓症は致命的となります。肺血栓塞栓症（VTE）の危険因子は、1856年に Rudolf C. Virchow が提唱した、①血流の停滞、②血管内皮障害、③血液凝固能の亢進、の3つが考えられています[9]。

後輩指導時のポイント

　　塞栓源の多くは、下肢・骨盤内静脈の血栓であり、座位・起立・排便など下肢が筋肉収縮することにより、筋肉ポンプが収縮し、静脈還流が増加するときに遊離して発症すると言われています。
　　静脈血栓症の予防（図5）として、離床は重要ですが、看護師は常に起こり得るリスクを予測し、緊急事態に備えることが必要です。

ポイント

臨床症状

　　呼吸困難感、胸部痛、発熱、失神、咳嗽、喘鳴、冷汗、血痰、動悸などが生じます。

ガイドラインでは

肺血栓塞栓症および深部静脈血栓症の診断、治療、予防に関するガイドライン（2017年改訂版）

表4　VTEのおもな危険因子 [9]

	後天性因子	先天性因子
血流停滞	長期臥床／肥満／妊娠／心肺疾患（うっ血性心不全、慢性肺性心など）／全身麻酔／下肢麻痺、脊椎損傷／下肢ギプス包帯固定／加齢／下肢静脈瘤／長時間座位（旅行、災害時）／先天性 illiac band、web、腸骨動脈による iliac compression	
血管内皮障害	各種手術／外傷、骨折／中心静脈カテーテル留置／カテーテル検査・治療／血管炎、抗リン脂質抗体症候群、膠原病／喫煙／高ホモシステイン血症／VTEの既往	高ホモシステイン血症
血液凝固能亢進	悪性腫瘍／妊娠・産後／各種手術、外傷、骨折／熱傷／薬物（経口避妊薬、エストロゲン製剤など）／感染症／ネフローゼ症候群／炎症性腸疾患／骨髄増殖性疾患、多血症／発作性夜間血色素尿症／抗リン脂質抗体症候群／脱水	アンチトロンビン欠乏症／PC欠乏症／PS欠乏症／プラスミノーゲン異常症／異常フィブリノーゲン血症／組織プラスミノーゲン活性化因子インヒビター増加／トロンボモジュリン異常／活性化PC抵抗性（第V因子 Leiden®）／プロトロンビン遺伝子変異（G20210A*）　※日本人には認められていない

出典：日本循環器学会．"VTEのおもな危険因子"．肺血栓塞栓症および深部静脈血栓症の診断、治療、予防に関するガイドライン（2017年改訂版）．7, https://www.j-circ.or.jp/cms/wp-content/uploads/2017/09/JCS2017_ito_h.pdf,（2021年12月閲覧）．より転載

○正しい装着

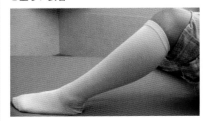

・サイズが合っている
・しわがない
・伸びていない

×間違った装着

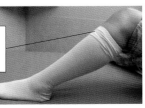

・しわになっている
・適正な着圧が図れない
・スキントラブルの原因になる

×間違った装着

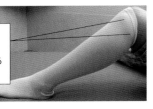

・伸びきっている
・適正な着圧が図れない
・スキントラブルの原因になる
・後方面がしわになっている

図5　深部静脈血栓症の予防対策：弾性ストッキング

呼吸器系

キーワード
・呼吸機能
・安静臥床
・不活動

ヒトの呼吸機能とは

　呼吸運動は、横隔膜や呼吸筋の運動により、胸郭の体積・胸腔内圧が変化することから引き起こされ、呼気運動と吸気運動で成り立っています。胸腔内圧は、つねに陰圧で保たれています。呼気は、横隔膜などの吸気筋群の弛緩と肺の弾性収縮力で行われています。

　一方、吸気は外肋間筋の収縮により、胸郭の前後径が大きくなり、横隔膜が下方に下がることにより胸腔内圧が高まり、吸気運動が引き起こされます。

安静臥床・不活動で生じる呼吸機能への影響

　安静臥床では、下側肺領域のうっ血、肺胞の圧迫、分泌物の貯留、下側肺障害が生じやすくなります。下側にたまった分泌物は、細菌増殖の温床となり、沈下性肺炎をまねいてしまうこともあります。

ガイドラインでは

脳卒中治療ガイドライン2021
―合併症予防・治療（感染症）―

　ガイドラインでは、「脳卒中患者では一般に呼吸器感染、尿路感染などを合併する頻度が高いため、入院時から合併症のリスクを評価し、積極的に合併症予防と治療に取り組むよう勧められる」[10]と推奨されています。

　脳卒中では、嚥下障害から誤嚥性肺炎を併発することが少なくないため、合併症のリスクや予防対策について、早期からアセスメントしておくことが重要です。

ポイント

ベッド面に接した胸郭は広がりにくい状態です（図6）。さらに、ベッドでの安静臥床においては、腹腔内の臓器が頭側へ移動し、横隔膜運動が妨げられます。

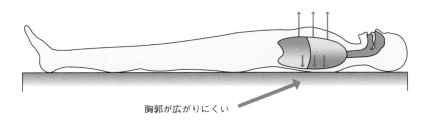

胸郭が広がりにくい

図6　臥床安静時の呼吸機能

誤嚥性肺炎とは

　誤って、口から気管へ唾液や飲食物などが入ってしまうことを誤嚥といいます。誤嚥性肺炎とは、嚥下障害のために、唾液や飲食物、胃液などといっしょに細菌が気管に誤って流入することにより、発症してしまう肺炎のことです。嚥下機能が低下した高齢者や脳卒中により嚥下機能障害を併発した患者は、容易に誤嚥性肺炎を生じます。とくに安静臥床・不活動においては、咳反射が弱くなるため、嚥下機能が低下してしまいます。

皮膚

キーワード
- 褥瘡
- 安静臥床
- 不活動

褥瘡の定義

　褥瘡とは、「身体に加わった外力は骨と皮膚表層の間の軟部組織の血流を低下、あるいは停止させる。この状況が一定時間持続されると組織は不可逆的な阻血性障害に陥り褥瘡となる」（日本褥瘡学会、2005）と、定義されています。

　安静臥床・不活動の状況が続くと、筋力低下や筋萎縮、関節拘縮をまねいてしまいます。さらに、脳卒中患者が運動機能障害を合併した場合、自分で思うように体を動かすことがむずかしくなるため、同一肢位を取りやすくなり、骨突出部の皮膚・組織に加わる外力を生じ、容易に褥瘡を発生させてしまう環境であることを考慮する必要があります。

褥瘡発生のメカニズム

　褥瘡の発生には、「圧力＋ずれ力」がもたらす、（1）阻血障害、（2）再灌流障害、（3）リンパ系機能障害、（4）細胞・組織の機械的変形、が複合的に関与しているものと考えられています（図7）。

　軟部組織にかかる外力は、圧力とずれ力の要素で構成されています。臨床症状としては、疼痛をともなう皮膚の変色、皮下の硬結として観察されます。

ガイドラインでは

褥瘡予防・管理ガイドライン（第4版）

ガイドラインでは、「複数の研究で有意差のあったうっ血性心不全、骨盤骨折、糖尿病、**脳血管疾患**、慢性閉塞性肺疾患と、ほかのガイドラインに記載のある脊髄損傷を特に注意を払うべき疾患」[1] として記載されています。

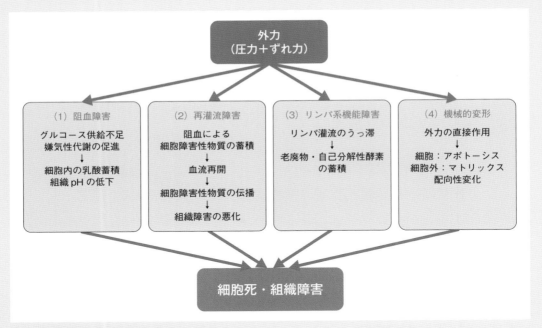

図7　褥瘡発生のメカニズム（文献12より転載）

> 💡 後輩指導時のポイント
>
> 　褥瘡予防ケアのアルゴリズムは、患者の自力体位変換の能力、皮膚の脆弱性、筋萎縮、関節拘縮を評価することから始まります（**図8**）。そして、患者に最適なポジショニング、クッション・マットレスの選択、体位変換、患者・家族教育、スキンケアをチーム医療として検討することが重要です。

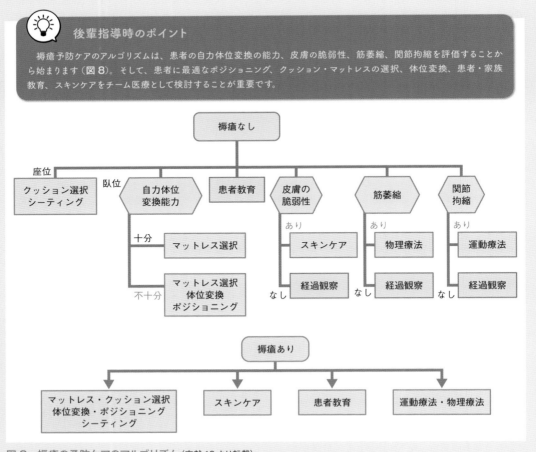

図8　褥瘡の予防ケアのアルゴリズム（文献13より転載）

68

ポイント

褥瘡発生の予防　―圧再分配の活用―

　褥瘡の発生の予防には、（1）外力の大きさを減少させること、（2）外力の持続時間を短縮させること、が原則となります[14]。具体的なケアとしては、ポジショニング、クッション・マットレスの選択、体位変換[14] が挙げられます。

　ヒトの身体は生理的彎曲として、凹凸があります。同一部位への圧迫を最小限に導くためには、圧再分配のテクニックが必要となります（**図9**）。圧再分配とは、身体の沈み込みが大きいほど、接触面積が拡大し、身体にかかる圧が低下する「沈める」機能、変形することで身体と体圧分散用具の接触面積を拡大させる「包む」機能のことです。

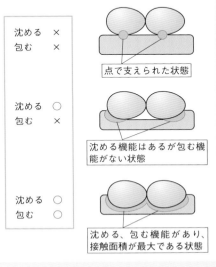

図9　圧再分配（文献14 を参考に作成）

ポイント

　筆者は、受け持ち看護師といっしょに患者の病態や運動機能障害、心地よさを重視したポジショニングを考案しています（**図10**）。当院では、チーム成員間でポジショニングが統一できるように、ポジショニング例を示した写真をベッドサイドに明示し、多職種との情報の共有にも努めています。

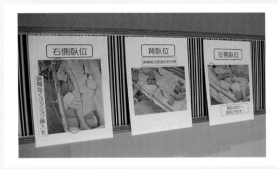

図10　チーム医療としてのポジショニング例（文献15 より転載）

神経系

神経の可塑性

　脳卒中急性期において、脳血流が低下した場合には、細胞死をもたらす高度虚血領域と、その周囲の再灌流を促せば機能回復の可能性があるペナンブラ領域が生じます。脳卒中急性期では、早期のペナンブラ領域の再灌流、浮腫の軽減、神経保護的治療を開始することにより、神経機能の回復を促進します。

　ヒトの脳の神経組織は、損傷を受けても、自ら回復する機能があります。脳卒中発症直後の早い時期からのリハは、神経の修復機能を刺激し、運動機能の改善を図る「可塑性」が発揮されます。

なぜ？
脳卒中患者の姿勢が変化するワケ

　身体が、地面や床に接した部分を囲んだところを支持基底面といいます。私たちは、無意識のうちにこの支持基底面を感じることで、身体の安定（バランス）を維持しています。

　しかし、脳卒中患者は、運動機能障害や感覚障害により、支持基底面内での床反力変化を感じにくくなります。また、自分の思いどおりに身体を動かすことができないため、不安定性が出現します。脳卒中患者は、身体の安定性を取り戻すために、代償的な連結による努力性の姿勢保持が再構築されるようになり、脳卒中患者特有の肢位（図11）が出現します。

「可塑性」とは

　虚血や出血、損傷、変性などにより脳のある部位の機能が果たせなくなったとき、その周辺を含むほかの部位がその役割を果たす[16]ようになります。これを可塑性（plasticity）とよんでいます。

　一方、神経の可塑性による変化は必ずしも良い方向にはたらくとは限りません。脳の可塑性が極端にはたらかないように制御する仕組みがあり、これをメタ可塑性[16]とよんでいます。メタ可塑性は、"神経細胞の興奮性に対して、変化ではなく恒常性を保つように作用するもの[16]"で、前述した神経の再構築を制御することになります。

ポイント
重心と連結

　ヒトの身体は、彎曲した船底型のような不安定で傾きやすい形態をしています。不安定な骨格構造で、各部位につながりがなければ、それぞれの骨格が重心を持つことになり、まとまって1つの動作を行うことはできません。

　このような構造的な不安定性を補うのが筋であり、筋活動による連結により、それぞれの骨格がつながり、1つの重心を持つことができます。

　しかし、脳卒中を発症すると、急性期では麻痺側の筋緊張が低下し、不安定性を感じるようになります。

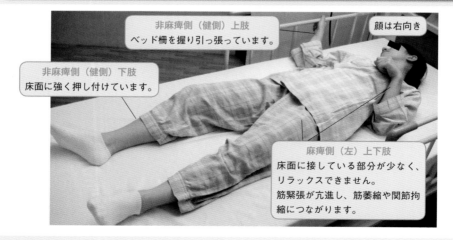

図11　代償的な連結による努力性の姿勢保持（左片麻痺）

ポイント

中枢神経における廃用性現象 「学習された不使用」

　脳卒中患者は、運動機能障害による不活動・不使用の状態が続くと、非麻痺側（健側）を使用すれば容易に目的動作が可能であることを学習します。つまり、「学習された不使用」という現象が生じることになります。さらに、学習された不使用の状態が続くと、麻痺側肢の学習された不使用が促進され続けます。そして、不活動・不使用の状態は、複合的に負の連鎖をまねき、悪循環に陥ることになります。

後輩指導時のポイント

　脳卒中急性期においては、麻痺側の各部位と体幹の筋緊張に左右差のない、対称的な姿勢で整っていることが重要となります。図11の患者の場合には、筋緊張を緩和するために、ポジショニングが有効な方法の1つになります（**図12**）。

───── 使用したクッション ─────

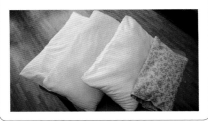

麻痺側上肢のポジショニング例

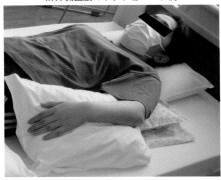

麻痺側下肢のポジショニング例

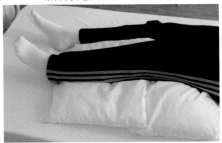

───── ポイント ─────

　ポジショニングを実施する場合には、筋緊張が亢進しないように、患者の反応をアセスメントします。

　前述したとおり、正しいポジショニングとは、「沈める」「包む」ようにクッションやバスタオルを配置し、「身体になじませる」、「すき間を埋める」ことがポイントになります。

　ポジショニング後は、筋緊張なくリラックスできているか、姿勢が崩れていないかなど、経過を追ってアセスメントし、心地のよいオリジナルのポジショニングが継続できるように、チームで取り組むことが重要です。

図12　左片麻痺を呈した脳卒中患者のポジショニング例

ガイドラインでは

［追補2019対応］脳卒中治療ガイドライン2015　患者・家族教育

　ガイドラインでは、「患者・家族に対し、現在の患者の状態や治療、再発予防を含めた脳卒中に関連する知識、障害を持ってからのライフスタイル、リハビリの内容、介護方法やホームプログラム、利用可能な福祉資源などについて、早期からチームにより、患者・家族の状況に合わせた情報提供に加えて、教育を行うこと」[17]が推奨されています。看護師は、脳卒中患者の急性期から生活期に至るすべての病期において、チーム医療の核となり、患者の二次合併症が最小限に抑えられる看護実践が必要ではないかと考えます。

（安永　惠）

8 嚥下障害を見逃さない

摂食嚥下障害に関する用語

　『摂食（eating）』は、「食べること」つまり食物を摂取する行動のことを言い、『嚥下（swallowing）』は、「食塊を口腔から胃に送り込む一連の輸送機構」を指します。『嚥下障害（swallowing disorders）』の指す意味は、「飲み込みの障害」です。しかし、物を食べる行為には、"食事を取る"という認識や食べ物の視覚的識別、そして匂いに対する唾液の増加といった生理学的反応など嚥下動作の準備も含みます。つまり、『摂食嚥下障害（dysphagia）』は、後述する先行期や準備期の問題を含めた「物を食べる能力全般」を指します。

　摂食障害は、精神心理的な障害によるものを指します。これらに加えて臨床で聞くことのある、喉頭侵入・誤嚥・不顕性誤嚥を含めた用語解説を表 1 にまとめます。

表 1　摂食嚥下障害に関する用語（文献 1 を参考に作成）

用語	用語の説明
嚥下 Swallowing	食塊を口腔から送り込む一連の輸送機構
嚥下障害 Swallowing Disorder	飲み込みの障害
摂食 Eating	食物を摂取する行動
摂食障害 Eating Disorder	神経性食欲不振症・神経性大食症などの精神心理的障害 食行動異常（拒食や過食）
摂食嚥下障害 Dysphagia	物を食べる能力の障害
喉頭侵入 Penetration	食物などが喉頭前腔（声門より上部）に侵入すること
誤嚥 Aspiration	食物などが声門を越えて気道に侵入すること
不顕性誤嚥 Silent　Aspiration	誤嚥してもむせが起こらない状態

摂食嚥下障害の原因

　摂食嚥下障害は、大きく器質的原因、機能的原因、心理的原因の 3 つに分けられます。加えて、医原性原因や加齢に伴う各器官の変化があります（表 2）。とくに、近年注目されているサルコペニア（筋肉減少症）でも咀嚼や嚥下に必要な筋肉の減少によって嚥下障害が生じると考えられています（図 1）。

　本項では、臨床的に割合が多い機能的原因の脳卒中を中心に話を進めていきます。

表 2　摂食嚥下障害の原因（文献 2、3 を参考に作成）

障害の分類	おもな疾患など
器質的原因	口腔・舌・咽頭などの炎症、潰瘍、外傷、腫瘍、食道の炎症、潰瘍、腫瘍またはそれに伴う食道狭窄など
機能的原因	脳卒中（≒脳血管障害）、外傷性脳損傷、脳炎、脳腫瘍、多発性硬化症、神経筋疾患（パーキンソン病、筋萎縮性側索硬化症、重症筋無力症、筋ジストロフィー、多系統萎縮症、脊髄小脳変性症）など
心理的原因	精神心理的障害（神経性食欲不振症）、うつ病（うつ状態）
医原性原因	薬剤（鎮静薬、抗てんかん薬、抗不安薬）、胃管、不適切な気管切開管理
加齢に伴う各器官の変化	サルコペニア（筋肉減少症）、感覚低下、唾液分泌量の低下、喉頭位置の下降、残存歯数の減少、反射の遅れ（閾値の上昇）、注意力・集中力の低下

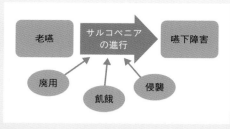

図 1　サルコペニアの摂食嚥下障害の発生機序
（文献 4 を参考に作成）

ポイント

じつはサルコペニアの原因は「加齢」だけじゃない

サルコペニアの原因は原発性と二次性に分類されます（**表3**）。サルコペニアは複数の原因が重なることも多く、多職種で原因について検討して多面的に対策を講じる必要があります。とくに**活動**や**栄養**といった原因に対しては、看護師が介入・調整を行いやすいと考えます。

表3　サルコペニアの原因と対応（文献5より転載）

		原因	対応（リハ栄養の視点）
原発性	加齢のみ		・有酸素運動とレジスタンストレーニングがもっとも有効である ・トレーニング直後（30分以内）のBCAAを含んだ栄養剤の摂取も有用（とくに高ロイシン必須アミノ酸） ・牛乳でもよい ・ビタミンDの投与も有効な症例もある
二次性	活動	廃用性筋萎縮 不活動 無重力	・不要な安静や禁食を避け、四肢体幹や嚥下筋の筋肉量を低下させない ・早期離床、早期経口摂取に努める ・レジスタンストレーニングも有効である
	栄養	飢餓 エネルギー摂取不足	・栄養改善を考慮した適切な栄養管理を実施する 　必要量＝消費量±蓄積量 ・飢餓（エネルギー摂取量不足）の場合、レジスタンストレーニングは控える
	疾患	侵襲 悪液質 神経筋疾患	・原疾患の治療を優先する 　異化期 CRP5mg/dL↑：1kg/日の筋肉破壊→脂肪が増えるだけなので、余分なエネルギーはとらない 　同化期 CRP3mg/dL↓：蓄積量200〜750kcal追加し攻めの栄養管理 ・原疾患のコントロールが不十分なときは、飢餓予防の栄養管理と廃用予防のリハを併用する

※レジスタンストレーニング：腕立て伏せ・スクワット・ダンベル体操など、筋肉に抵抗（レジスタンス）をかける動作を繰り返し行う運動のこと。
※BCAA：分岐鎖アミノ酸のことであり、体内でつくることのできない必須アミノ酸。バリシン、ロイシン、イソロイシンの総称。

摂食嚥下障害を起こす脳卒中ってなに？

脳卒中の摂食嚥下障害は①球麻痺、②偽性球麻痺、③一側性大脳病変と、病巣部位から3つの病態に分けて考えるとわかりやすいです（図2）。

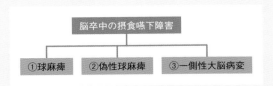

図2　脳卒中患者の摂食嚥下障害における3つの病態

①球麻痺

球麻痺の「球」は延髄のことを指します。延髄は脊髄上方が球状であることから由来して球と呼ばれます（図3）。延髄には咽喉頭感覚を支配している孤束核、咽喉頭筋群を支配している疑核、そして複雑な嚥下反射の運動パターンを形成する嚥下中枢（central pattern generator：CPG）が存在します（図4）。つまり、延髄の構造および機能が障害されると球麻痺が起こり、嚥下障害が生じます。球麻痺は、後述する摂食嚥下ステージ分類の咽頭期の障害とも言えます。

球麻痺は、筋萎縮性側索硬化症、球脊髄性筋萎縮症などが原因のこともありますが、脳卒中において代表的な疾患は、延髄外側に生じる脳梗塞で延髄外側症候群（ワレンベルグ症候群）です。延髄の血管支配を示します（図5）。ここでは、延髄内側症候群（デジュリン症候群）についてもすこし触れていきます。延髄外側梗塞と延髄内側梗塞の病巣部位と症状と特徴を図6、表4に示します。

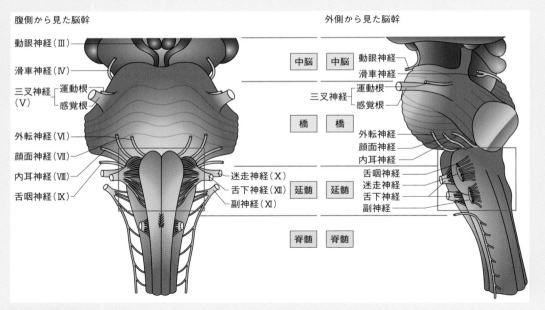

図3 延髄

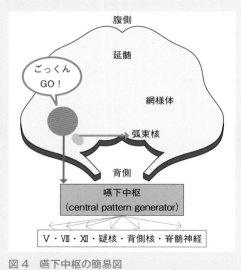

図4 嚥下中枢の簡易図

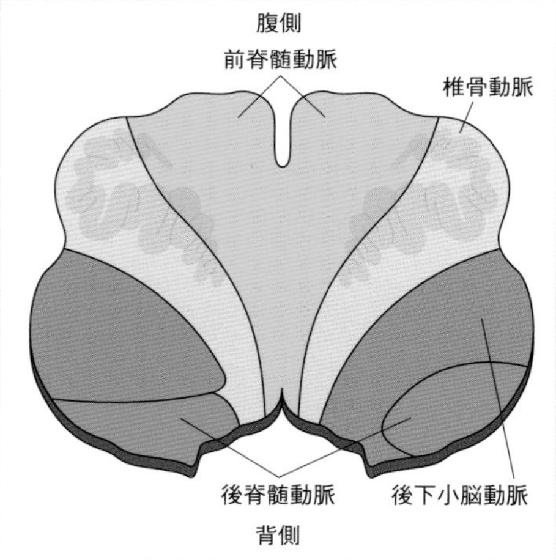

図5 延髄の血管支配

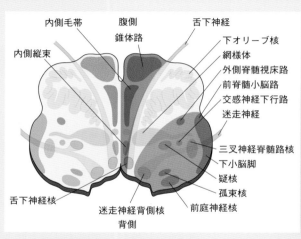

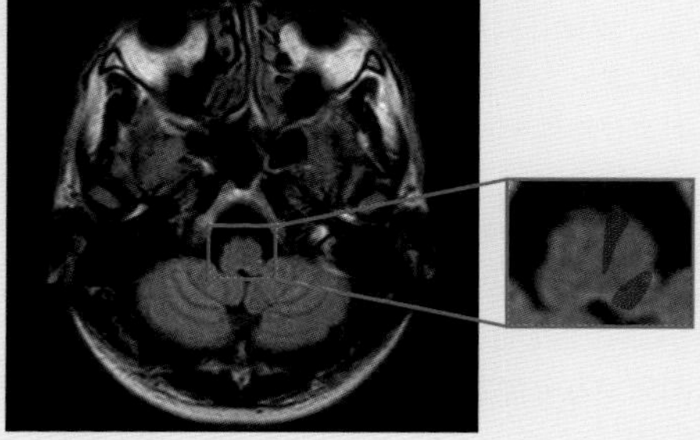

図6 延髄外側梗塞と内側梗塞の病巣部位

表4 ワレンベルグ症候群とデジュリン症候群の症状と特徴（文献6～8を参考に作成）

障害部位	障害される神経核・神経路	症状	特徴
延髄外側（ワレンベルグ症候群）	内耳神経〔聴神経〕（Ⅷ）の障害 ①前庭神経核	眼振・めまい・悪心・嘔吐	障害側と同側に出現
	舌咽神経（Ⅸ）・迷走神経（Ⅹ）の障害 ②迷走神経背側核 ③疑核〔（Ⅸ）・（Ⅹ）の運動核の障害〕 ④孤束核〔（Ⅸ）・（Ⅹ）の感覚核の障害〕	球麻痺（嚥下障害、構音障害、嗄声） カーテン徴候（図7） 味覚障害	
	⑤三叉神経脊髄路	顔面の温・痛覚障害	
	⑥下小脳脚	上下肢の小脳症状	
	⑦交感神経下行路	ホルネル症候群	
	⑧外側脊髄視床路	頸部以下の温・痛覚障害	障害側と対側に出現
延髄内側（デジュリン症候群）	❶舌下神経核（内側を通る舌下の損傷）	舌下神経麻痺 →挺舌で障害側に大きく偏位する、舌の萎縮	障害側と同側に出現
	❷錐体路（皮質脊髄路）内側毛帯	頸部以下の片麻痺 頸部以下の触覚障害・深部感覚障害	障害側と対側に出現

※第2章（p.84）の運動神経・感覚神経と合わせて確認すると理解しやすい。

左延髄外側の障害の場合 ①②③④⑤⑦ ⑧ ⑥

左延髄内側の障害の場合 ❷ ❶

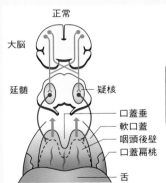

図7 カーテン徴候（文献9を参考に作成）
カーテン徴候は舌咽神経（Ⅸ）、迷走神経（Ⅹ）の運動核障害

正常 / 舌咽神経（Ⅸ）、迷走神経（Ⅹ）の障害

大脳 / 延髄 / 疑核 / 口蓋垂 / 軟口蓋 / 咽頭後壁 / 口蓋扁桃 / 舌

後咽頭のヒダの偏位（カーテン徴候）

舌咽神経と迷走神経の障害

障害側の軟口蓋の挙上が消失

口蓋垂の健側への偏位

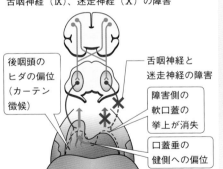

ポイント

舌咽神経（Ⅸ）と迷走神経（Ⅹ）の一部は疑核・孤束核など共通の神経核から起こり、近い位置を走行することから、それぞれが単独で障害されることはまれです。

②偽性球麻痺

　偽性球麻痺は、球麻痺に症状が似ていますが延髄（核性）の障害ではなく、延髄への上位ニューロン（核上性）の障害によって生じる嚥下障害や構音障害です。偽性球麻痺の概念として重要なことは、延髄までに至る神経路に両側性に病変が存在していることです。つまり病変のレベル（部位）が異なっても、発症時期が異なっても両側性に病変があることを指します。

　例えば、以前に右大脳に脳卒中を発症（皮質下に障害）し、今回は左大脳に脳卒中を発症（内包に障害）した場合です。両側性に大脳から支配を受けている脳神経は、片側が障害を受けても残りの一方がカバーをしようとはたらきます。しかし、この事例の場合では、右大脳をカバーしていた左大脳まで障害を受け、左右どちらの神経も損傷を受けたことにより、機能低下をきたします。このように嚥下中枢のある延髄が障害されていないにもかかわらず嚥下障害が生じるため、偽性（にせ）の球麻痺「偽性球麻痺」と呼ばれています。また、球麻痺と偽性球麻痺の決定的な違いは、偽性球麻痺では嚥下反射は保たれていることです。

　偽性球麻痺における嚥下障害の特徴を表5に示します。また、障害部位による偽性球麻痺3つの型を図8、表6に示します。

表5　偽性球麻痺における嚥下障害の特徴（文献 10 を参考に作成）

①準備期と口腔期の障害	随意運動の要素が強い準備期・口腔期の障害が目立つ
	・口から食塊がこぼれる
	・口腔内残留：口腔前庭に入った食塊を咽頭に送り込めない
	・咀嚼の障害：咀嚼が起こらない・不十分……硬いもの・繊維質のものが苦手
	・早期咽頭流入：口腔内保持が悪いため食塊の一部が流入する
②嚥下反射の惹起遅延	嚥下反射は保たれているが開始が遅延する
	とくに咽頭への流出速度が速い液体で誤嚥が目立つ
③保たれる咽頭期嚥下のパターン	嚥下中枢（CPG）が障害されていないため、嚥下反射が起これぱパターンはほぼ正常
④不完全な咽頭期嚥下	パターンは良くても、咽頭挙上に要する時間の延長や嚥下圧の低下があり

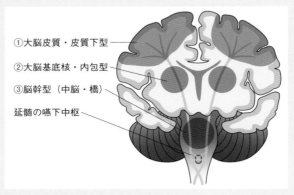

① 大脳皮質・皮質下型
② 大脳基底核・内包型
③ 脳幹型（中脳・橋）
延髄の嚥下中枢

図8　偽性球麻痺の 3 つの型

表6　偽性球麻痺の 3 つの型

病変部位	特徴
大脳皮質・皮質下型	・失語症、失行、失認、注意、半側空間無視、認知機能障害などの高次脳機能障害を伴うことが多い
	・集中できない、注意が持続しない
	・食器の使い方や食べる順序がわからなくなる（観念失行）
	・意識して物を飲もうとすると飲めなくなる（嚥下失行）
	・口頭指示では表情筋を動かせないが、笑いや泣くなどの情動あるいは欠伸では表情筋が動くことがある
	※病巣部位に応じた局所症状が後遺症として残り得る。病巣部位と症状を対比させて考えることが重要
大脳基底核・内包型	・内包病変により、運動障害を生じていることが多い
	・脳血管性パーキンソニズムを伴うことが多い。無道・寡動・四肢の筋固縮、振戦などの症状がみられる
	・自分のペースでゆっくり食べている間は問題ないが、急がせるとむせることがある
	・自分のペースで食べているときは一口量も少なく、一口に対して何回か飲み込む動作をするが、急がされると一口量が多くなる
脳幹型（中脳・橋）	・脳幹は神経路や神経核が集約しているため、小さな病変でも重度の偽性球麻痺を呈することがある
	・病巣部位に応じて、眼球運動障害、眼振、片麻痺、四肢麻痺、失調などを呈する
	・両側橋腹側病変による「閉じ込め症候群（locked - in syndrome）」では、重度の偽性球麻痺を生じる
	・延髄が隣接しているため、急性期には脳浮腫の影響などにより一時的に球麻痺を呈することがある

③一側性大脳病変

CPGや嚥下に関する脳神経核の多くはテント上から両側支配を受けていると考えられており、一側性大脳病変で嚥下障害をきたす病態機序は明らかでないとされています。しかし、発生機序の可能性として以下の2つが考えられています。

脳浮腫による影響

一側の病変であっても急性期は脳浮腫による反対側へ脳が圧排され、両側の障害により嚥下障害を呈することがあります。

遠隔機能障害：Diaschisis（ダイアスキーシス）

脳には局所を結ぶ神経線維が存在し、連絡しています（図9）。ダイアスキーシスとは、脳卒中などで損傷した部位だけでなく、損傷部位と神経線維を通じて連絡している部位にも血流低下や機能障害を生じることです。この現象は、脳卒中の急性期にはしばしば観察されます。これにより、嚥下障害を生じる可能性があります。

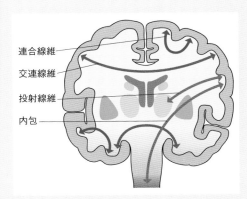

・連合線維：同じ大脳半球の皮質各部を連絡する神経線維
・交連線維：脳梁など、左右の大脳半球を連絡する神経線維
・投射線維：内包や「放線」とつくもの（放線冠・視放線・聴放線）など、大脳皮質と脳内の下位（大脳基底核・脳幹・小脳）や脊髄を連絡する神経線維

連合線維
交連線維
投射線維
内包

図9　神経線維の種類

ポイント

意識障害が及ぼす嚥下機能への影響

脳損傷により急性期に意識障害を伴っている場合は、一側性大脳病変でも摂食嚥下障害が起こります。意識障害と嚥下機能について**表7**に示します。後述する摂食嚥下の5期の該当期と合わせながら確認してください。

表7　Japan Coma Scale（JCS）と嚥下機能（文献11より転載）

意識レベル（JCS）	刺激に対する反応	嚥下機能	
		準備期・口腔期	咽頭期
1	意識清明とはいえない	健常または可能	健常または可能
2	見当識障害がある		
3	自分の名前・生年月日が言えない		
10	普通の呼びかけで容易に開眼する	障害または不可能（随意運動が障害）	健常または可能（反射は保たれる）
20	大きな声または身体をゆさぶると開眼する		
30	痛み刺激で開眼する		
100	痛み刺激に対し払いのける動作をする	障害または不可能（随意運動が障害）	障害または不可能（反射が障害）
200	痛み刺激に対し手足を動かす、顔をしかめる		
300	痛み刺激に対しまったく反応しない		

ポイント

患者さんが食事を摂る前には、しっかり覚醒を促すかかわりをしよう！

摂食嚥下の5期を確認しよう

先行期 （認知期）	準備期 （咀嚼期）	口腔期	咽頭期	食道期
①食べ物の認識	②口腔への 取り込み	③咀嚼と 食塊形成	舌根部・ 咽頭への 送り込み	咽頭通過、 食道への 送り込み	食道通過

| 先行期
（認知期） | ①食べ物の認識 |

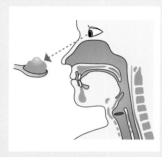

・視床下部の摂食中枢や満腹中枢、前頭葉が関与している
・視覚、嗅覚、聴覚などの感覚器を通して、その食べ物の味や硬さを連想する
・食べ始める前に唾液・胃液の分泌が始まる
・どれだけ口に取り込むか、どのように処理するか判断する

おもに関与している脳神経		摂食嚥下の際にはたらいている機能
Ⅰ	嗅神経	嗅覚
Ⅱ	視神経	視野・視力
Ⅲ	動眼神経	眼球運動
Ⅳ	滑車神経	
Ⅵ	外転神経	
Ⅷ	聴神経	聴覚

| 準備期
（咀嚼期） | ②口腔への取り込み、③咀嚼と食塊形成 |

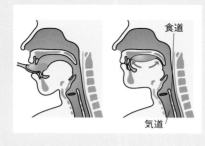

食道

気道

おもに関与している脳神経		摂食嚥下の際にはたらいている機能
Ⅴ	三叉神経	咀嚼運動、顔面の感覚、 舌の前2/3の温痛覚・触覚
Ⅶ	顔面神経	顔面の運動（表情筋）、 舌の前2/3の味覚
Ⅸ	舌咽神経	舌の後ろ1/3の温痛覚・触覚と味覚 咽喉頭の運動と感覚
Ⅹ	迷走神経	咽喉頭の運動と感覚 舌の奥・喉頭蓋付近の味覚
Ⅻ	舌下神経	舌の運動

②
・口腔への取り込みは表情筋が重要なはたらきをしている→表情筋は顔面神経の支配
・表情筋と咀嚼筋によって閉口する→咀嚼筋は三叉神経の支配
※顔面の麻痺をきたすと口唇の閉鎖が不完全となり食物が口からこぼれ、食事の効率が悪くなり、栄養摂取に支障をきたす

③
・口腔内では、口腔粘膜や舌に存在する感覚受容器によって感覚情報が大脳皮質の中心後回（一次体性感覚野）に伝わる
→温・痛覚、触覚は三叉神経・舌咽神経によって伝わる
→味覚は感覚受容器の味蕾から、顔面神経（舌前2/3）、舌咽神経（舌後1/3）、迷走神経を介して延髄の孤束核に伝えられる
・大脳皮質に伝わった感覚情報を分析して、咀嚼筋を主として下顎運動が行われる。また舌や頬粘膜が協調して食物をうまく歯列の上に乗せて、上下顎の歯によってすり潰す。頬粘膜を動かしているのは表情筋である頬筋であり、表情筋は咀嚼でも大きな役割を担っている。
→多くの神経を駆使して、咀嚼と食塊形成を行っている。

| 口腔期 | ④舌根部・咽頭への送り込み |

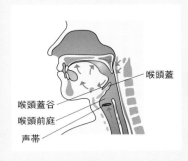

喉頭蓋
喉頭蓋谷
喉頭前庭
声帯

・食塊が舌の運動により口唇から舌根部へと移動する
・随意的にコントロールできる
※咽頭への送り込みはおもに舌のはたらきの関与が大きいが、口腔内の感覚に低下をきたしていると食塊を認知できないため、口腔期においても脳神経Ⅴ・Ⅶは機能している

おもに関与している脳神経	摂食嚥下の際にはたらいている機能
Ⅸ　舌咽神経	舌の後ろ1/3の温・痛覚、触覚と味覚 咽喉頭の運動と感覚
Ⅹ　迷走神経	咽喉頭の運動と感覚
Ⅻ　舌下神経	舌の運動

| 咽頭期 | ⑤咽頭通過、食道への送り込み |

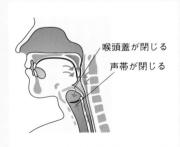

喉頭蓋が閉じる
声帯が閉じる

・食塊が食道に入るまでの時期であり、運動はすべて嚥下反射（不随意運動）によって行われる
　→「飲み込み」の中心といえる時期である
・嚥下反射は、感覚受容器が刺激されると嚥下反射が起こる
　→感覚受容器→感覚神経→延髄（嚥下中枢）→運動神経→口蓋・咽頭・喉頭の筋の収縮の順で行われる
※食塊が咽頭に送られても感覚が鈍い場合は、嚥下反射が起こりにくくなる。この場合、嚥下反射を誘発させる方法として、舌根部、咽頭壁にアイスマッサージを施行する
・食塊が食道へ送られるとき、気管に入らないように喉頭蓋が後屈して喉咽頭を閉塞するだけではなく、声帯も閉鎖し、一時的に無呼吸となる
　（正常では、1秒以内に食塊が咽頭から食道に入る）

おもに関与している脳神経	摂食嚥下の際にはたらいている機能
Ⅸ　舌咽神経	舌の後ろ1/3の温・痛覚、触覚と味覚 咽喉頭の運動と感覚
Ⅹ　迷走神経	咽喉頭の運動と感覚

| 食道期 | ⑥食道通過 |

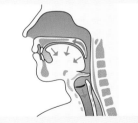

・食塊が食道入り口から胃まで移動する時期である
・重力と蠕動運動により行われる不随意運動である
・蠕動運動は迷走神経に支配されている

おもに関与している脳神経	摂食嚥下の際にはたらいている機能
Ⅹ　迷走神経	食道の蠕動運動

摂食嚥下障害を見逃さないための評価方法

反復唾液嚥下テスト（Repetitive Saliva Swallowing Test：RSST）

唾液を嚥下してもらい、30秒間に空嚥下を何回できるかを数えます。

【方法】

喉頭隆起および舌骨に人差し指と中指の指腹を軽く当てて数えます。喉頭隆起と舌骨は、嚥下運動に伴って指腹を乗り越え上前方に移動し、その後下降して元の位置へと戻ります。この下降時点を空嚥下1回が完了したと判定して数えます。

※できるだけ何回も嚥下するように説明します。

※乾燥が強いときは口腔内を湿らせます。

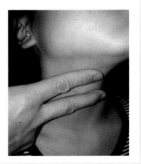

【評価基準】

30秒間に3回未満（2回以下）の場合はテスト陽性です。つまり問題ありとなり、嚥下障害が疑われます。

※口頭指示理解が不良な場合は判定不可とします。

改訂水飲みテスト（Modified Water Swallowing Test：MWST）

冷水3mLを口腔底に注ぎ、嚥下を指示して、その様子を点数化して評価します。

【方法】

冷水3mLを口腔底に注ぎ、嚥下を指示します。咽頭に直接水が流れこむのを防ぐため、舌背ではなく口腔底に水を注ぎます。評価点が4点以上であれば、最大でさらにテストを2回繰り返し、最も悪い場合を評価点とします。

【評価基準】

1点. 嚥下なし、むせる and/or 呼吸切迫あり（呼吸変化あり）

2点. 嚥下あり、呼吸切迫あり（呼吸変化あり）

3点. 嚥下あり、呼吸良好だが、むせる and/or 湿性嗄声がある

4点. 嚥下あり、呼吸良好であり、むせなし（呼吸変化を伴わず、むせや湿性嗄声もない）

5点. 4に加え、反復嚥下が30秒以内に2回以上可能

1・2点：経口摂取は危険、3点：食べられるかも（注意が必要）、4・5点：経口摂取が可能です。

1〜3点は障害あり、4・5点は障害なしと判断します。

フードテスト（Food Test：FT）

ゼリーやプリンなどの固形物を摂取してもらい、その様子を点数化して評価します。

【方法】

ティースプーン1杯（約4g）のゼリーまたはプリンを嚥下してもらいます。嚥下後に口腔内を観察し、残留の有無、位置、量を確認します。MWSTと同様の評価基準で判断します。

医師が行う検査

嚥下内視鏡検査（Videoendoscopic evaluation of swallowing：VE）

喉頭内視鏡（内視鏡ファイバー）を鼻腔から挿入して咽頭まで達したら、患者に水やゼリーなどを嚥下してもらい、喉頭蓋、声帯、食道入口部を観察しながら誤嚥、咽頭残留、咳嗽反射の起こりやすさを確認します。

嚥下造影検査（Videofluoroscopic examination of swallowing：VF）

バリウムを含んだ模擬食品を患者に食べてもらい、X線で撮影しながら摂食嚥下の動態を観察し、誤嚥、咽頭残留があるかを確認します。

ポイント　その胃管の走行は大丈夫？
摂食嚥下障害があり経口摂取困難な患者に栄養を確保する目的で胃管を留置している場合、胃管の走行が適切か確認する必要があります。

胃管の観察

　喉頭蓋谷に食塊が達すると、反射的に喉頭が持ち上がり（喉頭挙上）、喉頭蓋が後屈して食塊が気管へ流入するのを防ぎます（咽頭期で発生）。梨状窩とは食道の入り口にある左右の袋状の溝です。喉頭蓋に達した食塊は左右に分かれてこの梨状窩を通過して食道に入ります。

　つまり、経鼻胃管も左右どちらかの梨状窩を通ります。

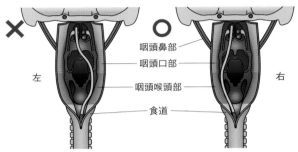
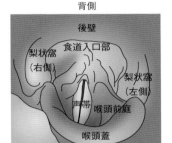

咽頭・喉頭部を背側から見た図

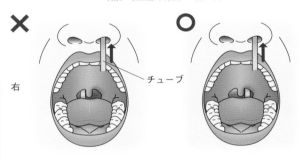

胃管を挿入した際は、挿入した鼻孔と同側の梨状窩を通るようにする。

　口腔から咽頭部を確認して、鼻孔と逆側に胃管が見える、または中央あたりに見える場合は、鼻孔と対側の梨状窩を通っている可能性が高いです。

　鼻孔と対側に胃管が通るということは、喉頭で気管入口部を横切るということです。汚れた唾液や鼻汁が胃管を伝わって、そこから気管に流入し、誤嚥の原因となりやすいです。

経鼻胃管の挿入手技

・頭部挙上は30°にして、頸部を前屈位にする
・胃管が対側の梨状窩を通るのを避けるために、胃管を挿入する鼻孔とは反対側に頸部を回旋させる
　例：左鼻孔から挿入するときは顔（首）を右に回旋する（右の梨状窩をつぶして、左の梨状窩を開いて同側の梨状窩を通りやすくしているイメージ）

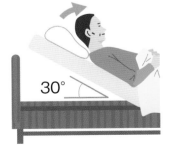
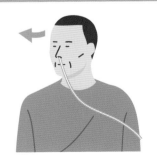

（三田洋希）

81

運動神経と
感覚神経の
経路を振り返る

1 運動神経

　脳は神経ネットワークによって、言語や記憶、情緒や行動などのあらゆる機能を担っています。これらの複雑なネットワークと比べると、本章の「運動」・「（体性）感覚」のメカニズムは比較的理解がしやすいです。運動・感覚それぞれの経路を理解することが重要であり、この経路に問題が生じたときに運動障害や感覚障害が出現することになります。

まず体性局在性配列を押さえよう!!

　ペンフィールドの地図（図1）は有名であり、一度は見たことがあるかと思います。これは大脳皮質のどの部分が体のどの部分をつかさどっているかを示した図です。運動領域と感覚領域に分かれ、それぞれ運動野（一次運動野）と感覚野（一次体性感覚野）とよびます。

　しかし、ペンフィールドの地図を見たときに、図に向かって"脳の左半分が運動野で右半分が感覚野ってこと？"と勘違いしたり、"わかりにくい"との言葉を耳にすることがあります。この地図が平面で示してあることが誤解を招くのではと考えました。下記の図2は中心溝に沿って切った脳の断面図です。図2と照らし合わせながら、図1のペンフィールドの地図を確認すると理解しやすいでしょう。

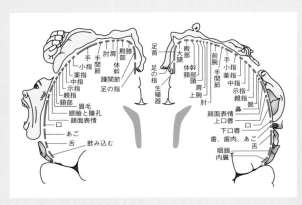

図1　ペンフィールドの地図

ホムンクルスはペンフィールドの地図に示された領域のまま、人型として表したものです。より細かい動き、繊細な感覚を担っている手や顔の支配領域の面積が大きいことがわかりますね。

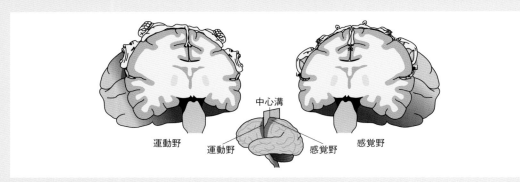

図2　中心溝で切った断面とペンフィールドのイメージ

中心溝、中心前回、中心後回の位置関係

　脳には多数の溝（脳溝）と隆起（脳回）が存在します。脳は脳溝によって前頭葉・頭頂葉・側頭葉・後頭葉の4つに分けられます。中心溝（ローランド溝）を挟んで前が前頭葉、後ろが頭頂葉になります。また中心溝のすぐ前にある隆起が中心前回（一次運動野）、すぐ後ろにある隆起が中心後回（一次体性感覚野）になります。

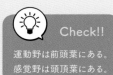

Check!!
運動野は前頭葉にある。
感覚野は頭頂葉にある。

運動野はスタート地点 !!

「運動の命令」は、中枢である一次運動野が情報を送るスタート地点であり、その情報は末梢にある骨格筋に届きます。中枢から末梢に向かう情報の伝わり方を「遠心性」といいます（出力・out put と表現することもある）。運動神経は 2 つのニューロンに分かれ、大脳皮質から各脊髄の前角細胞までを上位運動ニューロン、前角細胞から骨角筋までを下位運動ニューロンとよびます。

運動の経路を確認していこう !!

随意運動にかかわる運動線維は、皮質脊髄路（錐体路）と皮質延髄路に分類されます（図 3）。

皮質脊髄路は、大脳皮質（上肢〜下肢までの領域）から出発した運動線維が中心となり、大部分が延髄下部で錐体交叉をして、それぞれの相当する高さの髄節へと走行する線維です。そのため、脳の損傷部位と反対側の上下肢に運動障害が出現します。

大脳皮質→放線冠→内包後脚→大脳脚中央部（中脳）

→錐体（延髄）┬→ 75〜90% が交叉（対側へ）→外側皮質脊髄路
     └→残りの線維は交叉せず下降（同側を）┬→前皮質脊髄路
                       └→前外側皮質脊髄路

皮質延髄路は、大脳皮質（おもに顔の領域）から出発した運動線維が中心となり、一部は交叉し、一部は非交叉のまま脳幹にある運動性脳神経核へと走行する線維です。

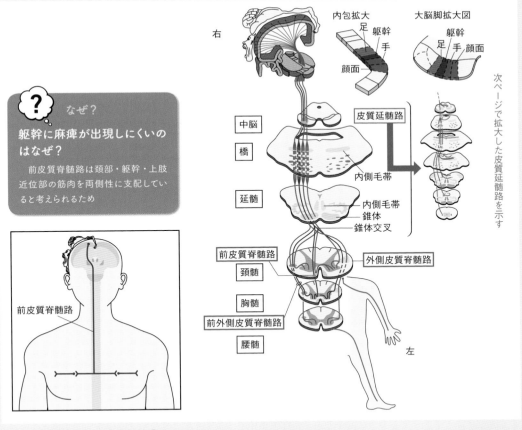

図 3　皮質脊髄路と皮質延髄路①

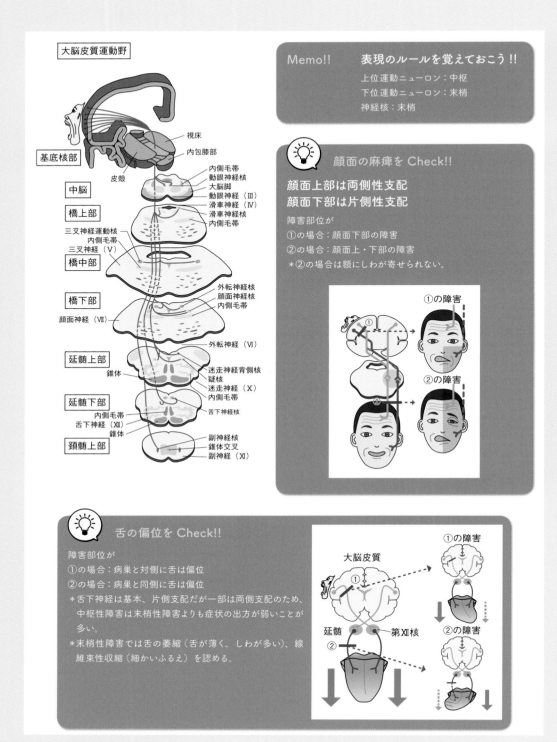

大脳皮質運動野

基底核部
皮殻

視床
内包膝部

中脳
内側毛帯
動眼神経核
大脳脚
動眼神経（Ⅲ）
滑車神経（Ⅳ）

橋上部
滑車神経核
内側毛帯

三叉神経運動核
内側毛帯
三叉神経（Ⅴ）

橋中部

橋下部
外転神経核
顔面神経核
内側毛帯

顔面神経（Ⅶ）

外転神経（Ⅵ）

延髄上部
錐体
迷走神経背側核
疑核
迷走神経（Ⅹ）
内側毛帯

延髄下部
内側毛帯
舌下神経（Ⅻ）
錐体
舌下神経核

頚髄上部
副神経核
錐体交叉
副神経（Ⅺ）

Memo!!　表現のルールを覚えておこう!!

上位運動ニューロン：中枢
下位運動ニューロン：末梢
神経核：末梢

顔面の麻痺を Check!!

顔面上部は両側性支配
顔面下部は片側性支配

障害部位が
①の場合：顔面下部の障害
②の場合：顔面上・下部の障害
＊②の場合は額にしわが寄せられない。

①の障害

②の障害

舌の偏位を Check!!

障害部位が
①の場合：病巣と対側に舌は偏位
②の場合：病巣と同側に舌は偏位
＊舌下神経は基本、片側支配だが一部は両側支配のため、中枢性障害は末梢性障害よりも症状の出方が弱いことが多い。
＊末梢性障害では舌の萎縮（舌が薄く、しわが多い）、線維束性収縮（細かいふるえ）を認める。

大脳皮質
①

延髄　第Ⅻ核
②

①の障害

②の障害

図3　皮質脊髄路と皮質延髄路②

対側に症状が出るのはなぜ？

　脳血管障害では、大脳皮質から出た運動線維が収束される放線冠や内包後脚などで、皮質脊髄路と皮質延髄路の両方の経路が障害されることが多いため、右側が障害された場合、左側の顔や手足に症状が出ます（図4）。

　実際の随意運動は一次運動野（Brodmann第4野）だけでなく、その前方にある運動前野・補足運動野（第6野）から出る線維も含まれます（表1）。

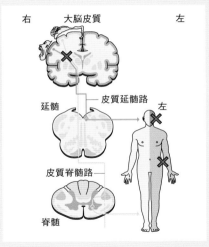

図4　右側の障害と左側の症状

表1　高次運動野の機能

area		機能	障害によるおもな症状
高次運動野	①運動前野	外界からの情報を引き金に一連の運動を準備をする	熟練した運動の障害
	②補足運動野	自発的に一連の運動をプログラムする	自発的な運動の開始の障害
③一次運動野		随意運動を実行する	運動障害（顔面・上下肢の麻痺）

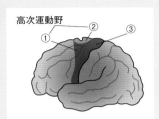

運動経路を画像でも確認していこう!!

　脳神経領域で看護実践していくなかで、脳画像を確認する機会は多いと思います。私たちがふだん用いる参考書では脳や神経がきれいに描かれており、理解しやすいように配色されていることもよくあります。ここでは図と実際の脳画像（MRI）を照らし合わせて（図5）、運動経路の理解を深めていきましょう。

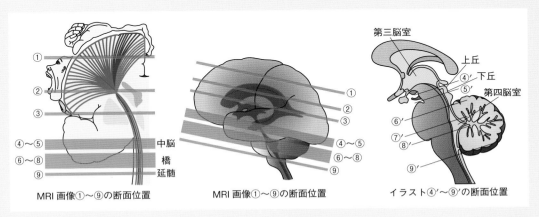

図5　MRIと運動経路①

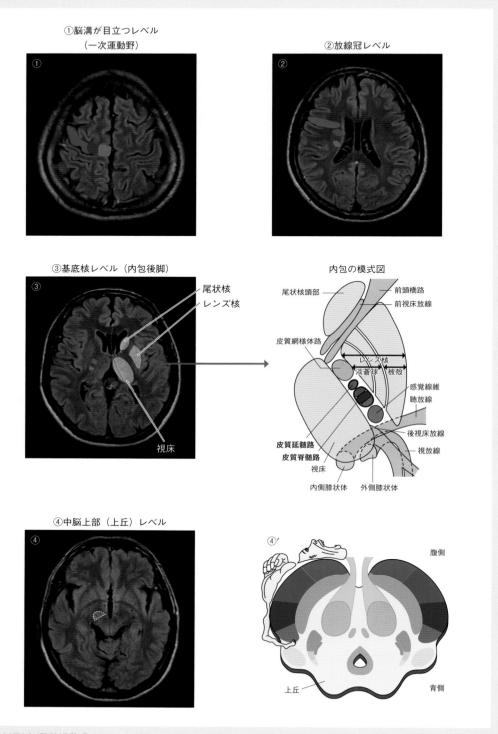

① 脳溝が目立つレベル
（一次運動野）

② 放線冠レベル

③ 基底核レベル（内包後脚）

尾状核
レンズ核

視床

内包の模式図

尾状核頭部
前頭橋路
前視床放線

皮質網様体路
レンズ核
淡蒼球　被殻
感覚線維
聴放線

皮質延髄路
皮質脊髄路
視床
後視床放線
視放線

内側膝状体　外側膝状体

④ 中脳上部（上丘）レベル

④′

腹側

上丘

背側

図5　MRIと運動経路②

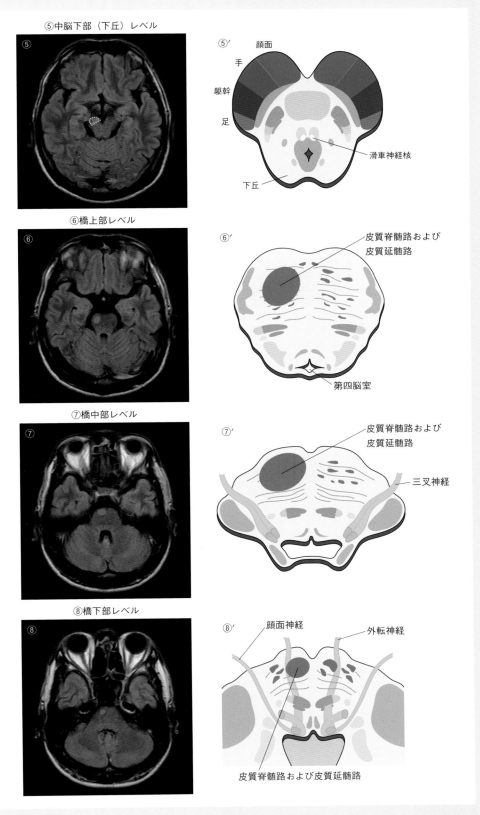

⑤中脳下部（下丘）レベル

顔面
手
躯幹
足

滑車神経核

下丘

⑥橋上部レベル

皮質脊髄路および
皮質延髄路

第四脳室

⑦橋中部レベル

皮質脊髄路および
皮質延髄路

三叉神経

⑧橋下部レベル

顔面神経

外転神経

皮質脊髄路および皮質延髄路

図5　MRIと運動経路③

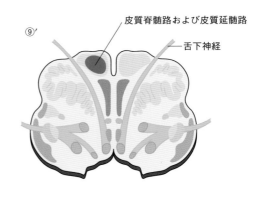

⑨延髄レベル

皮質脊髄路および皮質延髄路

舌下神経

*皮質脊髄路は橋部では多数の線維束となって腹側を走行している。

*皮質延髄路は橋腹部では散在して脳幹の各レベルの神経核に至る。

➡橋以下のMRI画像上（⑥〜⑨）では、皮質脊髄路および皮質脊髄路を合わせ、運動路（●）として示します。

図5　MRIと運動経路④

（三田洋希）

2 感覚神経（体性感覚）

感覚野はゴール地点 !!

　「感覚の認識」は、手・足・顔などにある感覚受容器で情報をとらえ、中枢である一次体性感覚野がその情報を受け取るゴール地点となります。末梢から中枢に向かう情報の伝わり方を「求心性」といいます（入力・input と表現することもあります）。感覚神経は3つのニューロンに分かれ、各受容器から脊髄（または延髄）までを1次ニューロン、脊髄（または延髄）から視床までを2次ニューロン、視床から大脳皮質までを3次ニューロンとよびます。

感覚の種類を確認しよう !!

　感覚は体性感覚、内臓感覚、特殊感覚に分類されます。
・体性感覚：表在感覚・深部感覚・複合感覚
・内臓感覚：臓器感覚／内臓痛覚（空腹感、嘔気、口渇、便尿意、腹痛や陣痛など）
・特殊感覚：味覚、嗅覚、聴覚、視覚などの脳12神経系が担う
＊本項では体性感覚について解説します。

体性感覚の種類と経路を確認していこう !!

　体性感覚は3つに分類されます（図1）。また経路について表1と図2・3に示します。
・表在感覚：温・痛覚、触覚（粗大触覚・微細触覚）
・深部感覚：意識できる深部感覚（位置覚・振動覚など）、意識できない深部感覚（筋肉の長さ・緊張など）
・複合感覚：立体認知、皮膚書字覚、2点識別覚

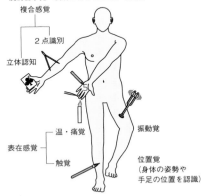

立体認知：モノの形状や性質を認識
2点識別覚：触っているのが2カ所であることを識別
皮膚書字覚：皮膚に書かれた文字を識別

触覚
・触覚（粗大）：触られているのはわかるが、部位の特定は大まか（一般的に体毛のある部位）
　触覚（微細）：触られている体の部位がわかる（無毛部：粘膜・口唇・手掌）
・複合感覚は、表在感覚と深部感覚の情報を頭頂葉で統合して認識や識別を行っており、より高度な感覚といえます。刺激部位の表在感覚がほぼ正常であるのに、複合感覚障害がある場合は、視床より上位の頭頂葉皮質、皮質下の障害が考えられます。

図1　表在感覚と深部感覚、複合感覚の特徴

表1　体性感覚の経路

感覚の種類			部位	経路の名称
表在感覚	温・痛覚		四肢・体幹	受容器➡脊髄後根➡外側脊髄視床路（■）➡視床（後外側腹側核）➡大脳皮質感覚領域
			顔面	受容器➡三叉神経➡橋➡三叉神経脊髄路核➡視床（後内側腹側核）➡大脳皮質感覚領域
	触覚	微細触覚	四肢・体幹	受容器➡脊髄後根➡後索（■）➡内側毛帯（■）➡視床（後外側腹側核）➡大脳皮質感覚領域
			顔面	受容器➡三叉神経➡橋➡三叉神経主知覚核➡視床（後内側腹側核）➡大脳皮質感覚領域
		粗大触覚	四肢・体幹	受容器➡脊髄後根➡前脊髄視床路（■）➡視床（後外側腹側核）➡大脳皮質感覚領域
			顔面	微細触覚と同様
深部感覚	意識できる		四肢・体幹	微細触覚と同様
			顔面	受容器➡三叉神経➡橋➡三叉神経中脳路核➡視床（後内側腹側核）➡大脳皮質感覚領域
	意識できない			受容器➡脊髄後根➡（前・後）脊髄小脳路（■）➡小脳（虫部）

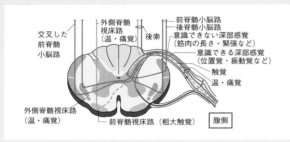

図2　後根線維と各感覚の脊髄内での走行

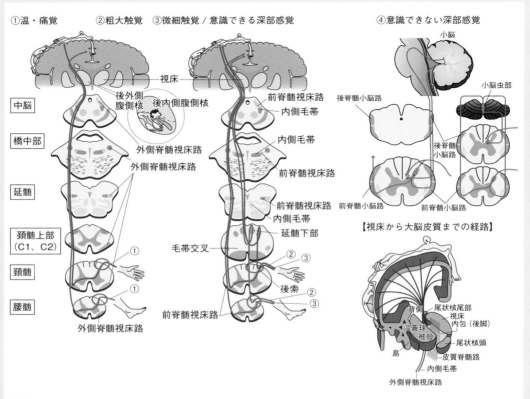

①温・痛覚：脊髄に入ったら反対側に渡り、外側脊髄視床路を上行して視床に向かう
②粗大触覚：脊髄に入ったら反対側に渡り、前脊髄視床路を上行して視床に向かう
③微細触覚／意識できる深部感覚：脊髄に入ったら同側の脊髄にある後索を上行して延髄下部で交叉し（毛帯交叉）、内側毛帯を上行して視床に向かう

＊前脊髄小脳路：脊髄に入ったら同側および対側を上行して中脳へ、その後上小脳脚を経て小脳虫部に達する
＊後脊髄小脳路：脊髄に入ったら同側の後部を上行して、下小脳脚を経て小脳虫部に達する

各感覚経路は最終的に視床さらに内包を通って大脳皮質（中心後回）の顔や手や足など、それぞれの領域にあたる感覚野に至る

図3　四肢・体幹の各感覚経路

顔面の感覚経路を確認しよう!!

　顔面の表在感覚（温痛覚・触覚）と深部感覚は、三叉神経によって伝えられます。各感覚情報はそれぞれの経路を経て視床を通り、大脳皮質の一次体性感覚野に伝わります（図4a・b）。

　また、三叉神経は第1枝（眼神経：V1），第2枝（上顎神経：V2），第3枝（下顎神経：V3）の3つの枝に分けられ、それぞれ支配領域があります（図4b）。

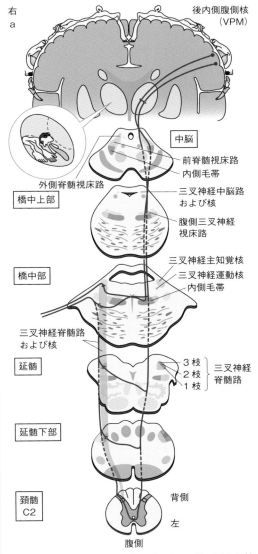

a
右

外側脊髄視床路

橋中上部
前脊髄視床路
内側毛帯
三叉神経中脳路
および核
腹側三叉神経
視床路

橋中部
三叉神経主知覚核
三叉神経運動核
内側毛帯

三叉神経脊髄路
および核

延髄
3枝
2枝
1枝
｝三叉神経
脊髄路

延髄下部

頚髄
C2
背側
左
腹側

*三叉神経中脳路核は中枢神経系のなかに潜り込んだ神経節と考えられ、図内には示していない

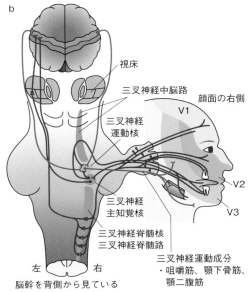

b
後内側腹側核
（VPM）

中脳

視床
三叉神経中脳路
三叉神経
運動核
顔面の右側
V1
三叉神経
主知覚核
三叉神経脊髄核
三叉神経脊髄路
V2
V3
三叉神経運動成分
・咀嚼筋、顎下骨筋、
顎二腹筋
左　右
脳幹を背側から見ている

＊V3は舌の前2/3の温・痛覚、触覚をつかさどる（舌の運動、温・痛覚、触覚、味覚について下記の表2にまとめた）

＊三叉神経は感覚以外に咀嚼筋の運動神経もつかさどっている混合神経である

表2　舌に関係する神経

神経成分	運動	温・痛覚触覚	味覚
舌の前 2/3	舌下 神経	三叉 神経	顔面 神経
舌の後 1/3		舌咽神経	

＊顔面の感覚は三叉神経より橋中部に入ったら、
●温・痛覚は、三叉神経脊髄路を下行して交叉後に網様体を上行し、腹側三叉神経視床路を上行する
●触覚は、三叉神経主知覚核から対側に渡り、内側毛帯を上行する
●深部感覚は、三叉神経中脳路核から対側に渡り、上行する
その後、視床の後内側腹側核を通り、大脳皮質感覚野に至る

図4　体性感覚のルート

顔面と脳幹〜脊髄における温・痛覚の分布を確認しよう!!

＊顔面の温・痛覚は、中心部〜顔面周辺部と同心円状に分布している（図5）。

＊三叉神経の3枝から伝わった情報は、三叉神経脊髄路核に入ると第1枝、第2枝、第3枝は腹側から背側にかけて規則的に配列している。

＊顔面の中心部の温・痛覚は三叉神経脊髄路の頭側に、顔面周辺部は三叉神経脊髄路の尾側に向かっている。

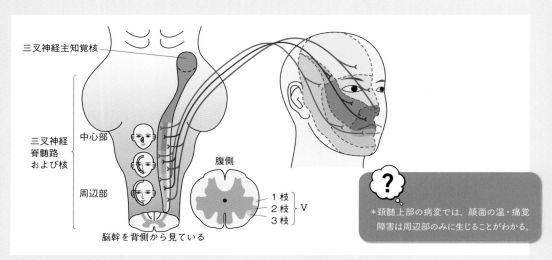

＊頸髄上部の病変では、顔面の温・痛覚障害は周辺部のみに生じることがわかる。

図5　温・痛覚の経路

解離性感覚障害について

　ここまで、体性感覚の種類によって経路が異なることを説明しました。経路が異なることにより、脊髄や脳幹などの障害では、出現する感覚障害の種類や部位が異なります。これを解離性感覚障害と呼びます。脳幹部の障害では、ワレンベルグ症候群（延髄外側症候群）が有名です。そのメカニズムを図6に示します。

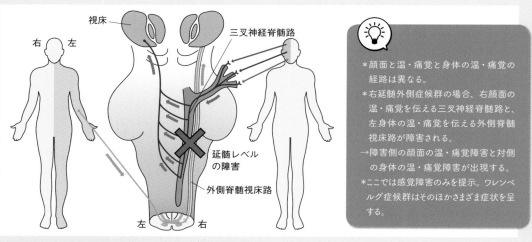

＊顔面と温・痛覚と身体の温・痛覚の経路は異なる。

＊右延髄外側症候群の場合、右顔面の温・痛覚を伝える三叉神経脊髄路と、左身体の温・痛覚を伝える外側脊髄視床路が障害される。

→障害側の顔面の温・痛覚障害と対側の身体の温・痛覚障害が出現する。

＊ここでは感覚障害のみを提示。ワレンベルグ症候群はそのほかさまざま症状を呈する。

図6　ワレンベルグ症候群のメカニズム

体性感覚の経路を画像でも確認していこう!!（図7）

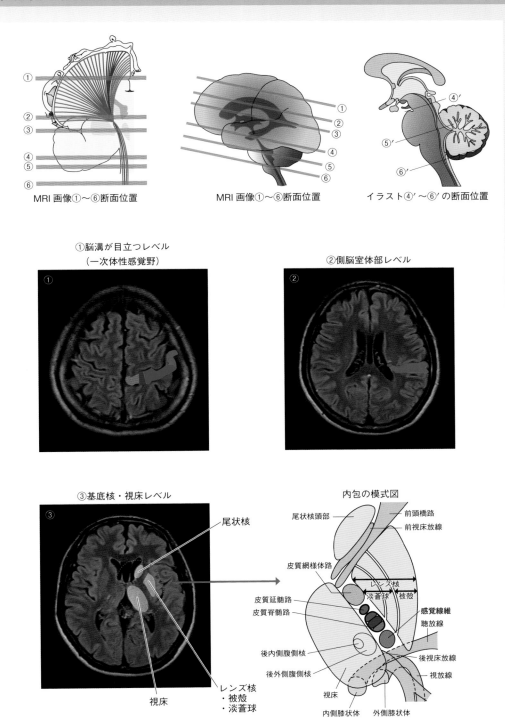

MRI 画像①～⑥断面位置

MRI 画像①～⑥断面位置

イラスト④′～⑥′の断面位置

①脳溝が目立つレベル
（一次体性感覚野）

②側脳室体部レベル

③基底核・視床レベル

内包の模式図

尾状核

尾状核頭部

前頭橋路

前視床放線

皮質網様体路

レンズ核

淡蒼球　被殻

皮質延髄路

皮質脊髄路

感覚線維

聴放線

後内側腹側核

後外側腹側核

後視床放線

視放線

視床

視床

内側膝状体

外側膝状体

レンズ核
・被殻
・淡蒼球

図7　MRIと体性感覚経路①

95

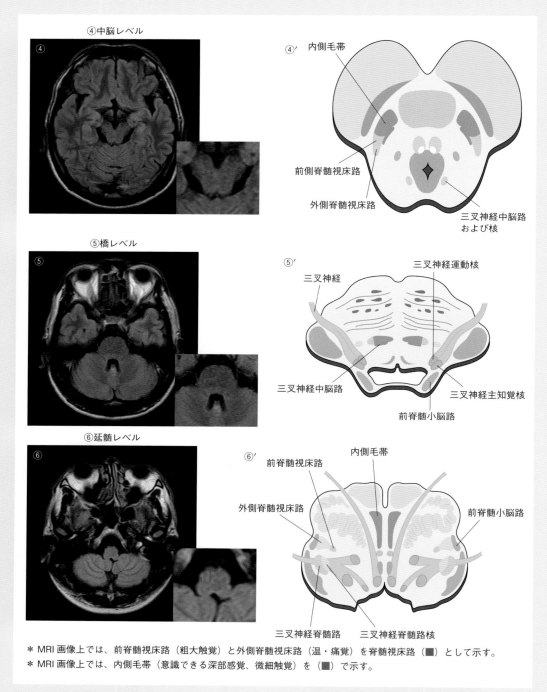

④中脳レベル

④' 内側毛帯

前側脊髄視床路

外側脊髄視床路

三叉神経中脳路および核

⑤橋レベル

⑤' 三叉神経　三叉神経運動核

三叉神経中脳路

三叉神経主知覚核

前脊髄小脳路

⑥延髄レベル

⑥' 前脊髄視床路　内側毛帯

外側脊髄視床路

前脊髄小脳路

三叉神経脊髄路　三叉神経脊髄路核

＊MRI画像上では、前脊髄視床路（粗大触覚）と外側脊髄視床路（温・痛覚）を脊髄視床路（■）として示す。

＊MRI画像上では、内側毛帯（意識できる深部感覚、微細触覚）を（■）で示す。

図7　MRIと体性感覚経路②

（三田洋希）

96

アセスメントの
導きかた

1 脳梗塞

rt-PA 静注療法後の出血性梗塞

rt-PA 静注療法

　わが国では、2005 年 10 月に発症後 3 時間以内の脳梗塞例に対して rt-PA 静注療法が認可され、2012 年 8 月には 4.5 時間以内の脳梗塞例へ適応が拡大されました。血栓溶解療法は、閉塞した血管を再開通させることができる治療です。症候の劇的な改善が期待できる反面、再開通による出血性梗塞や頭蓋内出血などの出血性合併症をきたす場合があります。

Case1

70 歳代、女性。
突然左半身の力が入らなくなり救急要請。救急隊到着時に嘔吐があった。
来院時、JCS-2、NIHSS16 点。右共同偏視を認め、来院後も嘔吐がみられた。

拡散強調画像（DWI）：来院時	ADC	MRA

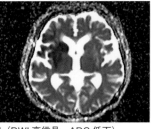
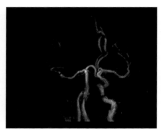

・MRI では右 MCA 領域に急性期脳梗塞（DWI 高信号、ADC 低下）。
・MRA では右内頚動脈閉塞が認められる。

　発症 2.5 時間後より rt-PA 投与開始。投与開始 1 時間後に血圧 197/74mmHg に上昇し、ニカルジピンにて降圧を開始する。JCS-2 で会話可能であった。
　rt-PA 投与開始 3 時間後に突然のレベル低下あり。JCS-200、除脳硬直姿位、いびき様呼吸あり、瞳孔は 3.0 同大で対光反射は保たれていた。ただちに医師へ報告し緊急 CT 撮影となる。

頭部 CT：3 時間後	頭部 CT：翌日

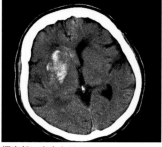
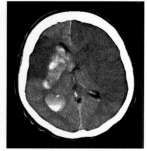

梗塞部に出血あり。
脳室穿破を認める。

出血拡大あり。
左脳にも広範な新規梗塞巣を認める。

血圧管理が重要なワケ

　rt-PA 静注療法を行った症例のうち 5〜20％ は、頭蓋内出血を起こすといわれています[1]。そのほとんどが 36 時間以内（とくに 12 時間以内）に発症し、rt-PA 投与開始までの時間が長ければ長いほど、症候性頭蓋内出血の確率は高まります。

　虚血によって一度影響を受けてしまった血管は大変もろいので、血栓が溶けて再開通したときに血圧が高いと、圧に耐えきれず容易に出血を起こしてしまいます。ですから血栓溶解療法を行う場合はとくに、血圧管理を厳重に行う必要があるのです。

　脳梗塞の急性期では基本的に降圧は行いません。ただし rt-PA を投与する場合、収縮期血圧が 185mmHg 以上または拡張期血圧が 110mmHg 以上では治療適応外とされていますので、降圧が必要になります。必ず降圧して適正な値に是正してから投与を開始しないと、出血のリスクが高まります。急激な意識レベルの低下や嘔吐などの頭蓋内圧亢進症状を認めた場合は致命的であることが多いので、管理指針（表 1）に従って神経学的所見の観察や血圧管理を徹底して異常の早期発見に努めましょう。

 ガイドライン再確認！

rt-PA 静注療法適正治療指針第三版

表1　rt-PA 静注療法後の管理指針（文献2より転載）

1. 神経学的評価

投与開始〜8 時間	30 分ごと
8 時間〜24 時間	1 時間ごと

激しい頭痛、嘔気・嘔吐、急激な血圧の上昇や神経症候の悪化を認めた場合、緊急 CT スキャンを実施する。rt-PA の投与中であれば、投与を中止する。

2. 血圧測定

投与開始〜2 時間	15 分ごと
2〜8 時間	30 分ごと
8〜24 時間	1 時間ごと

収縮期血圧 180mmHg または拡張期血圧 105mmHg を得た場合、測定回数を増やし、これ以下の血圧値にするため、降圧療法を開始する。

3. 機械的血栓回収療法

前方循環系の主幹動脈閉塞例で、適応がある場合には迅速に機械的血栓回収療法を行う。血圧管理は rt-PA 投与後に準ずる。

4. その他の注意事項

CT（MRI）が 24 時間撮影可能な施設の SCU（ICU）またはそれに準ずる病棟で管理する。

経鼻胃管、膀胱カテーテル、動脈圧測定カテーテルの挿入は、投与開始直後を避け、なるべく遅らせる。

治療後 24 時間以内は抗血栓療法を制限する。血管撮影時や深部静脈血栓症予防目的の 1 万単位以下のヘパリンの使用は可能だが、頭蓋内出血の危険性を考慮する。

血尿、歯肉出血、皮下出血、カテーテル穿刺部位からの出血などの出血傾向や舌、口唇、顔面、咽頭、喉頭などの腫脹（血管浮腫）を認めた場合には、適切な処置を行う。重篤な出血（消化管出血、肺出血、後腹膜出血など）や喉頭浮腫による気道狭窄など重大な副作用ガ疑われる場合に rt-PA の投与中であれば、投与を中止する。

5. 症候性頭蓋内出血の処置

【初期治療】
・血圧管理：収縮期血圧 140 mmHg 程度まで下降させる。
・呼吸管理：呼吸障害があれば、気管内挿管により気道確保を行い、適宜呼吸を補助する。
・脳浮腫・頭蓋内圧管理：抗脳浮腫薬を投与する。
・消化性潰瘍の予防：抗潰瘍薬を投与する。

【神経症候の進行性増悪および以下の CT 所見を認めた場合、外科的治療を考慮する】
・局所圧迫徴候・被殻あるいは皮質下の中等度血腫・小脳出血（最大径≧ 3cm）・脳幹圧迫、水頭症

Case2

80歳代、女性。
【既往】高血圧、心房細動、脳梗塞。
体調不良でここ4日間、抗凝固薬と降圧薬の内服ができていなかった。

家族が倒れている患者を発見し、救急要請。来院時GCS（E4V1M4）、NIHSS30点、右半身完全麻痺、左共同偏視あり。頭部MRIで左大脳半球の広範な脳梗塞を認めた。

血圧188/84mmHgのため、ニカルジピンで降圧を開始した後、発症3時間後よりrt-PA投与を開始。血栓回収療法により再開通が得られたが、大きな改善は認めなかった。翌日神経所見の増悪はなかったが、頭部CTでは左前頭葉に一部出血性梗塞を認めた。右上肢には皮下出血を認めている。

MRI（DWI）：入院時

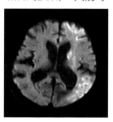

頭部CT：翌日

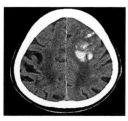

梗塞範囲内に
出血を認める。

出血しても必ずしも症状には現れない

　出血性梗塞を併発した場合、Case1のように急激な意識障害の進行や神経所見の悪化をきたすこともありますが、Case2のようにとくに神経所見には変化がみられず、CTを撮影して初めてわかるものもあります。塊状に出血して周辺組織への圧排を伴う場合には神経症状の悪化をきたして直接死因となることがありますが、梗塞範囲内の出血では無症候性のことが多くなります。ですから、必ず24時間以後にCTを撮影して出血の有無を確認します。管理指針において治療後24時間以内の抗血栓療法は制限されていますが、24時間以後のCTで出血を認めた場合は、抗血栓療法の開始は見送り、血圧はさらに厳重に管理していく必要があります。

後輩指導時のポイント

・血栓溶解薬を使用した後の、急激な頭蓋内圧亢進症状を認める場合は、まず頭蓋内出血が疑われますので、ただちに医師に報告しましょう。
・外科的治療が適応になることもあるので、緊急手術時の対応も頭に入れておきましょう。
・出血が認められた場合は抗血栓療法を開始できません。降圧しすぎると脳梗塞の悪化を招く可能性があるので注意しましょう。
・脳梗塞発症時の転倒による打撲で、続発的に皮下出血などを起こしていることがあるので、全身の皮膚に異常がないか観察しておきましょう。

心原性脳塞栓症後の出血性梗塞

心原性脳塞栓症

　心原性脳塞栓症は、突然発症のため側副血行路が発達しておらず、数分〜数秒で症状が完成してしまいます。画像上では大脳皮質まで至るような比較的大きな梗塞巣を示し、症状ももっとも重篤化しやすい病型です。心原性脳塞栓症では、約60%も出血性梗塞を発症するといわれています[3]。

再確認！出血性梗塞とは？

　出血性梗塞は、塞栓子によって一度虚血に陥った領域に、血流が再開するときに起こります。虚血に陥った領域では、血管床の破綻や血管浸透性の亢進が生じ、血管が脆弱な状態になっています。そこへ血流が再開すると血液は血管外に漏出してしまい、出血性梗塞へ移行するのです[4]（p.11）。塞栓子は比較的遊離しやすいので、心原性脳塞栓症では高い頻度で出血性梗塞を合併します。

Case3

　70歳代、男性。
　【既往】高血圧、弁膜症。
　左内頚動脈閉塞による左MCA領域心原性脳塞栓症で入院。JCS-20、右半身不全麻痺と言語障害があった。翌日の頭部CTで出血所見を認めなかったため、ヘパリン持続投与が開始された。リハビリは順調で発語も増えてきていた。
　しかし、10病日目はいつもより発語が少なく活気がなかった。神経徴候の明らかな悪化がなかったため様子をみていたが、11病日目の朝に麻痺が進行していることに気がついた。医師に報告し緊急CTを施行すると、梗塞部に出血が認められた。ただちにヘパリン投与を中止し、浸透圧利尿薬の投与が開始となった。

頭部CT：入院翌日

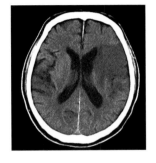

頭部CT：11病日目

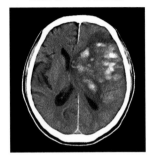

梗塞部からの出血が血腫を形成。
周辺組織を圧排しており
midline shift を認める。

急性期を過ぎて出血性梗塞を起こすワケ

　心原性脳塞栓症に対しては抗凝固療法が選択されますが、発症後1〜3日は再開通による出血のリスクが高いため、入院直後では抗凝固薬の使用を控えることがあります。通常、発症24時間以後の頭部CTで出血所見がないこと、著しい高血圧がないことなどを確認してから、抗凝固薬の投与を開始します。また発症直後以外に、発症2週目以降にも出血性梗塞を起こすことがあります[5]（図1）。これは、側副血行路が発達して血流が再開したことが要因で起きると考えられています。Case3における出血性梗塞はこれに該当するでしょう。抗凝固薬を投与している場合は、たとえ急性期をすぎたとしても出血性合併症のリスクが高いので、注意が必要です。

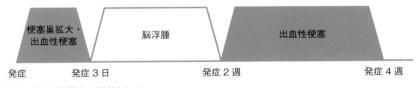

図1　出血性梗塞二峰性ピーク

第3章

1 脳梗塞

101

後輩指導時のポイント

・抗凝固薬を投与中に出血性梗塞が認められた場合は、ただちに抗凝固薬の投与が中止されます。
・脳ヘルニアが進行する可能性があるので、神経徴候の悪化など異常の早期発見に努めましょう。
・血腫が増大した場合、外科的治療が適応になることもあるので、緊急手術時の対応も頭に入れておきましょう。
・高血圧が持続する場合は出血を助長させる可能性があるので、降圧が必要かどうか医師に指示を仰ぎましょう。
・ただし、降圧しすぎると再梗塞のリスクも高まるので注意して管理を行いましょう。
・血圧を上昇させるような要因（疼痛、吸引などの苦痛を伴う処置、便秘による怒責など）が存在しないか、ひと通りケアの見直しを行いましょう。

脳浮腫による脳ヘルニアと開頭外減圧術

テント上病変（一側大脳半球梗塞）の場合（図2）

Case4

50歳代、女性。

右内頚動脈閉塞による右大脳半球の広範な脳梗塞で入院。入院時 JCS-10、瞳孔2.5同大、右共同偏視あり、左半身完全麻痺、時にいびき様呼吸あり。

頭部CT：入院時	MRI（DWI）	MRI（ADC）
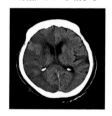	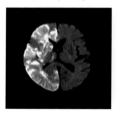	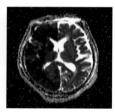

翌日の朝、意識レベル低下。JCS-300、瞳孔不同（右散大／左2.0mm）出現。緊急CTの結果、家族の意向を確認し開頭外減圧術を実施することになった。

頭部CT：翌朝	頭部CT：外減圧1週間後
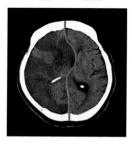	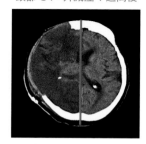

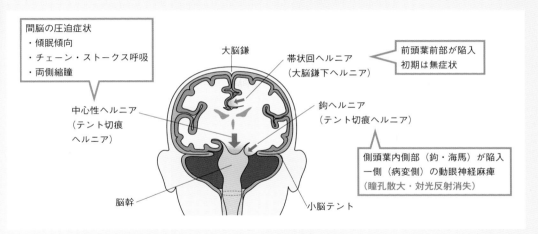

図2 テント上病変で起こる脳ヘルニア

瞳孔不同が出てきたワケ

　脳浮腫が進行すると、側頭葉内部にある鉤がテント切痕部に陥入して中脳の動眼神経を圧迫するため（図3）、動眼神経麻痺が起こり瞳孔散大や対光反射の消失を認めます。このケースからもわかるように、病側と同側に瞳孔散大を認めます。瞳孔不同はテント切痕ヘルニアの初期症状として大変重要です。手術に踏み切るタイミングの目安となるでしょう。ただし、Case4のような外科的治療の目的は頭蓋内圧を減じて脳ヘルニアを予防することにあります。あくまで救命治療であって、脳梗塞で死滅した脳組織の治療ではないため、手術をしても後遺症に変わりはありません。寝たきりとなる可能性が高いので、手術適応を考えるうえでは、年齢や重症度、発症前の日常生活動作（ADL）などが重要な判断要素となります。

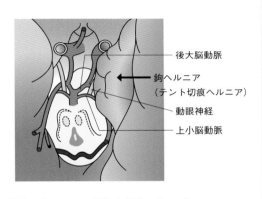

図3 鉤ヘルニア（テント切痕ヘルニア）

『脳卒中治療ガイドライン2021』[6]

中大脳動脈灌流域を含む一側大脳半球梗塞において、下記の症例に硬膜形成を伴う外減圧術が勧められています。

① 年齢が18〜60歳
② NIHSSスコアが15を超える
③ NIHSSスコアの1aが1以上の症例
④ CTにて、中大脳動脈領域の脳梗塞が少なくとも50％以上あるか、拡散強調画像にて、脳梗塞の範囲が145cm^{3}を超える症例
⑤ 発症48時間以内の症例

後輩指導時のポイント

・以下のような脳ヘルニア徴候を見逃さず、できるだけ早期に対応できるようにしましょう。

　● 血圧上昇、徐脈、脈圧増大（クッシング現象）
　● 呼吸パターンの変調（チェーン・ストークス呼吸など）
　● 意識レベルの低下
　● 瞳孔不同、対光反射の消失
　● 異常肢位（除皮質硬直、除脳硬直）

・異常を発見したらただちに医師に報告して指示を仰ぎましょう。

・手術の決定に際しては、看護師として患者や家族に寄り添って、意思決定をサポートするようにしましょう。

Case5

70歳代、男性。

突然の頭痛と嘔吐、めまいを主訴に救急外来を受診。頭部MRIで小脳梗塞を認め入院となった。意識は清明で、入院後も嘔吐を頻回に繰り返していた。

2病日目の夜、モニターがはずれてアラームが鳴ったため訪室すると、トイレに行こうとしてベッドから転落しているところを発見される。つじつまの合わない言動がみられており、当直医に報告し緊急頭部CTを撮影したところ、緊急手術をする必要があるので、すぐに家族に連絡するよう言われた。

頭部CT：入院日

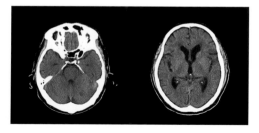

頭部CT：2病日目

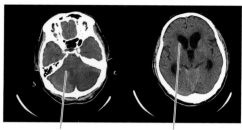

四丘体槽の消失　　　脳室拡大

MRI（DWI）：入院日

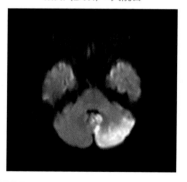

開頭外減圧術／脳室ドレナージ後

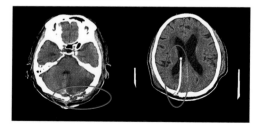

緊急手術になったワケ

　広範囲の小脳梗塞は、脳浮腫の進行により上行性テント切痕ヘルニアを起こすことがあります（図5）。小脳は小脳テントと頭蓋骨に囲まれた後頭蓋窩に位置し、小脳の前方には生命維持に重要な脳幹と、脳脊髄液の通り道である中脳水道、第四脳室があります。脳浮腫が進行すると、脳脊髄液の通り道を閉塞して急性水頭症を併発したり、脳幹圧迫症状が出現したりしてきます。小脳梗塞初期では意識清明なので、意識レベルの変動がみられたら、外科的治療の検討が重要になってきます。

　Case5では、入院時と翌日のCTを比較してみると、翌日のCTに四丘体槽の消失や脳室拡大を認めています。脳脊髄液の通り道を圧迫し、脳脊髄液の循環障害、つまりは閉塞性の水頭症が起こって急激に頭蓋内圧が亢進していることを意味します。このまま頭蓋内圧が亢進すると、脳幹を圧迫して致命的になるため、緊急手術が選択されました。外科的治療としては、頭蓋骨をはずして圧を逃がす外減圧術と、髄液の流れを改善するための脳室ドレナージが行われます。

　小脳梗塞では大脳半球は障害を受けておらず正常であるという観点からすれば、適切なタイミングで外科的治療に踏み切ることができれば、このCaseのように術後の経過は良好で社会復帰できるケースも少なくありません。

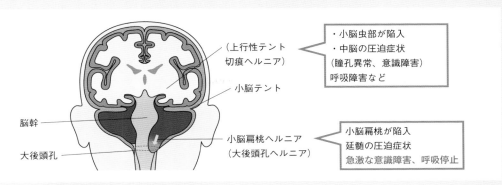

・小脳虫部が陥入
・中脳の圧迫症状
（瞳孔異常、意識障害）
呼吸障害など

（上行性テント切痕ヘルニア）

小脳テント

脳幹

大後頭孔

小脳扁桃ヘルニア
（大後頭孔ヘルニア）

小脳扁桃が陥入
延髄の圧迫症状
急激な意識障害、呼吸停止

図4　テント下病変で起こる脳ヘルニア

Case6

60歳代、男性。

両側小脳梗塞のため転院搬送。入院時は意識清明であったが、頭痛が改善せず激しい嘔吐を繰り返していた。夜間せん妄がみられていたため家族の付き添いを依頼したところ、穏やかになり入眠したので様子をみていた。翌朝、呼びかけても反応がなく、瞳孔は両側縮瞳。医師に報告して緊急CTを撮影して帰室すると、まもなく呼吸が停止。緊急コールし、気管内挿管による呼吸管理を行った。

突然呼吸停止してしまったワケ

小脳梗塞では、小脳扁桃ヘルニア（大後頭孔ヘルニア）を起こす危険性もあります。小脳扁桃が延髄を圧迫するため急激な意識障害や呼吸停止が起こります。延髄には呼吸中枢（図5）があり、それが障害を受けて突然呼吸停止が起こってしまいました。急性水頭症の症状がみられてから悪化する場合もありますが、前触れもなく呼吸停止することもあります。小脳扁桃ヘルニアは一番重篤で、発症すると救命は難しくなります。

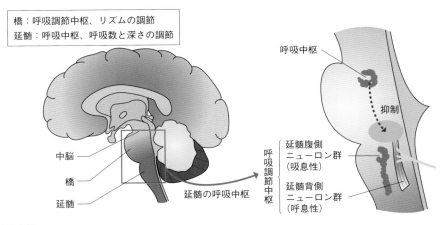

橋：呼吸調節中枢、リズムの調節
延髄：呼吸中枢、呼吸数と深さの調節

中脳

橋

延髄

延髄の呼吸中枢

呼吸中枢

抑制

呼吸調節中枢

延髄腹側
ニューロン群
（吸息性）

延髄背側
ニューロン群
（呼息性）

図5　呼吸中枢

後輩指導時のポイント

・小脳梗塞は梗塞巣の大きさを把握し、外減圧が必要となる可能性があるのかどうか、医師に確認しておきましょう。
・外科的治療の判断基準や、夜間や週末の連絡体制などをスタッフ間で確認しておきましょう。
・せん妄の発症など、意識障害が出現したときにはすみやかに報告し、頭部CTによる画像評価を行いましょう。
・意識レベルの変動を見逃さないように、夜間でも意識レベルの評価を行う必要性があることをあらかじめ患者に説明し、協力を得られるようにしましょう。

血行力学性機序による脳梗塞悪化

Case7

50歳代、女性。独居。

【既往】高血圧、糖尿病（未治療）。

数日前から左下肢の脱力出現。自宅で様子をみていたが、娘が訪問した際に歩けなくなっている患者を発見し救急要請。右MCA領域のアテローム血栓性脳梗塞で入院となる。DAPT（抗血小板薬2剤併用療法）中に憩室出血を合併し、ショックバイタルとなる。止血処置後、バイタルサインは安定したが意識障害、麻痺の増悪、呂律不良を認めており、頭部CTを確認。新規梗塞が見つかった。

頭部CT：入院時

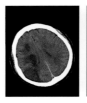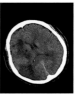

境界領域に新規梗塞を認める

MRI（DWI）：入院時　　MRA：入院時

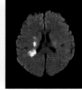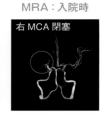

右MCA閉塞

血行力学性機序とは

主幹動脈に高度狭窄があると、末梢の血管が代償的に拡張したり、側副血行路から血流を受けたりすることでかろうじて血流を保っています。Case7でも右中大脳動脈に高度狭窄を認めていますが、憩室出血により全身の血圧低下が起こったことが要因で、脳血流も低下して新規脳梗塞を発症してしまったと考えられます。このような発症機序を血行力学性機序（図6）といい、とくに境界領域（各動脈の灌流域の境界あたり）に発症しやすいと考えられています[7]。

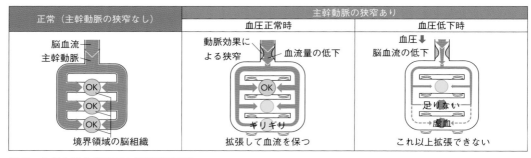

図6　血行力学性機序による脳梗塞悪化

Case8

80歳代、男性。

【既往】高血圧、糖尿病、心房細動。

認知症の進行あり。内服を自己中断しており、今回脳梗塞を発症。来院時は左半身不全麻痺と右共同偏視を認め、NIHSS9点。rt-PA投与前の血圧が高値（260/132mmHg）であったため、降圧を開始したところ、明らかな麻痺の増悪と意識レベルの低下が認められた。

しかし、その後の血栓回収療法により再開通が得られ、翌日はNIHSS2点まで改善がみられている。

MRA：入院時　　MRI（DWI）：入院時

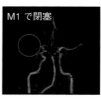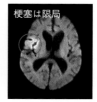

M1で閉塞　　梗塞は限局

麻痺が悪化したワケ

　Case8 の入院時の MRA を見ると、右中大脳動脈（MCA）が途中から描出されていません。しかしながら、MRI の拡散強調画像では右 MCA 領域でも頭頂葉部分に梗塞巣が限局されています。これらのことから、もともと側副血行路の発達によって末梢への血流が維持されていたことが推測されます。この側副血行路により、血圧が高いうちは比較的軽度であった麻痺が、血圧が低下することで末梢まで血流が届かなくなり、重症化してしまったのでしょう（p.13、図 8）。

　Case8 においては、rt-PA 療法のための降圧はやむを得ず、血栓回収によって結果的には重症化に至らずにすみましたが、主幹動脈に閉塞があると血行力学的に症状悪化を招くことがあるので注意が必要です。

後輩指導時のポイント

・主幹動脈が高度に狭窄、あるいは閉塞している患者の場合では、急激な血圧低下や脱水によって新たな脳梗塞を発症する危険性があります。
・全身状態が悪化した場合は、神経徴候の悪化が新規梗塞によるものである可能性があるので注意深く観察しましょう。
・離床を進める際には、必ず血圧をモニタリングしながら行います。30mmHg 以上の血圧低下がある場合は、神経徴候の悪化がないか確認しながら慎重に行いましょう。
・輸液量、食事量、飲水量、尿量など水分出納をチェックして、脱水が起こらないように管理しましょう。
・主幹動脈狭窄のリスク因子の把握をし、患者や家族が適切な服薬管理や生活習慣の見直しが行えるようにサポートしましょう。

塞栓性機序による脳梗塞：動脈原性脳塞栓症（A to A）

Case9

　60 歳代、男性。
【既往】高血圧、脂質異常症、喫煙あり。
　1 週間前より右上肢の感覚に違和感を感じていたが、仕事が忙しく受診せず過ごしていた。ある日一過性に言葉が出てこないのを自覚し、不安に思い外来を受診。頭部 MRI にて左大脳の皮質領域に多発する小梗塞が見つかった。2 年前にも TIA（一過性脳虚血発作）を発症しており、そのときから両側内頸動脈狭窄（右分岐部 72％、左分岐部 70％）を指摘されていた。しかし、1 年前から通院も自己中断。高血圧、脂質異常症もありタバコがやめられない。

頭部 MRI（DWI）：入院時

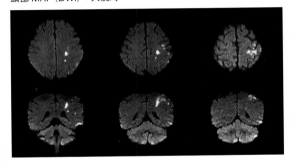

頸動脈超音波所見

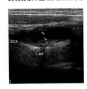

左分岐部：70％

今回の脳梗塞の原因と考えられる。

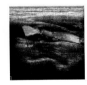

右分岐部：72％

反対側にも脳梗塞を発症するリスクが高い。

TIA 症状を繰り返しているワケ

　TIA で入院する患者は、すでに症状が消失しており軽視されがちですが、その後の大梗塞の前兆の場合があるので、注意深く観察する必要があります。TIA は動脈由来の微小血栓が原因であることが多く、内頚動脈起始部に形成されたプラークが剥離し、末梢の血管に塞栓性閉塞を引き起こします。これが一過性ではなくなると、動脈原性脳梗塞（artery to artery embolism）が完成してしまいます。

　Case9 では、2 年前の TIA 発作の時点で両側の内頚動脈に 70％以上の狭窄が指摘されており、生活習慣改善の必要性について指導していました。しかし、症状が消失してしまうと、通院や内服継続の重要性を理解できずに自己中断してしまう場合も少なくありません。Case9 のように TIA を繰り返している場合は、主幹動脈狭窄症であることが多く、血管の評価が重要となります。TIA 発作後 24 時間以内の発症が 1 カ月以内の発症の 42％を占めており [8]、早急な原因検索と治療の開始が望まれます。

後輩指導時のポイント

・いつ、どんな発作があったのか、患者とともに現病歴をしっかり振り返り、脳梗塞発症リスク（**表 2**）について共有しましょう。
・TIA 症状（**表 3**）の再発に注意して、観察を行いましょう。
・動脈硬化の原因となるリスク因子（高血圧、糖尿病、脂質異常症、喫煙、過度な飲酒、肥満）を患者とともに考え、生活習慣の見直しを行いましょう。
・『脳卒中治療ガイドライン 2021』では、症候性内頚動脈高度狭窄を認める場合は、慢性期に外科的治療（CEA）を CEA の危険因子を持つ場合は CAS を行うことが推奨されています。

ポイント

表 2　TIA からの脳卒中発症リスクの予測（ABCD^2 スコア）（文献 9 を参考に作成）

A	Age：年齢	60 歳以上	1 点
B	Blood pressure：血圧	収縮期血圧 140mmHg ≦ and/or 拡張期血圧 90mmHg ≦	1 点
C	Clinical features：臨床症状	片側麻痺	2 点
		麻痺を伴わない言語障害	1 点
		その他	0 点
D	Duration：持続時間	60 分以上	2 点
		10〜59 分	1 点
		10 分未満	0 点
D	Diabetes：糖尿病	糖尿病がある	1 点

※合計点が高いほど、脳梗塞発症のリスクは高い。
　7 日以内の脳卒中発症リスク➡低リスク（3 点以下）、中リスク（4〜5 点）、高リスク（6〜7 点）。

表 3　TIA における局所神経症状（文献 11 を参考に作成）

	内頚動脈系	椎骨脳底動脈系
運動障害	一側の顔面、上下肢の脱力・麻痺 巧緻運動障害、構音障害	一側あるいは両側の顔面、上下肢の脱力・麻痺 巧緻運動障害、構音障害
感覚障害	一側の顔面、上下肢のしびれ・知覚鈍麻	一側あるいは両側の顔面、上下肢のしびれ・知覚鈍麻
眼症状	一過性黒内障（まれに同名性半盲）	一側あるいは両側の同名性半盲
		眼球運動障害、複視、眼振
その他	優位半球では失語	体幹失調、回転性めまい、嚥下障害など

BAD（分枝粥腫型梗塞）

再確認！BADとは？

　BAD（branch atheromatous disease）は、ラクナ梗塞と同様に穿通枝の梗塞ですが、閉塞する場所が違います。ラクナ梗塞は穿通枝の末梢が詰まるのに対して、BADは穿通枝の根元の部分が詰まります。根元の部分が粥状動脈硬化によって閉塞するため、血管の走行に沿って徐々に拡大し、一般的なラクナ梗塞よりも大きな15mm以上の梗塞巣になります（図7）。その多くは内科的治療に抵抗性で、発症後に症状（とくに片麻痺）が進行することが多いのが特徴です。

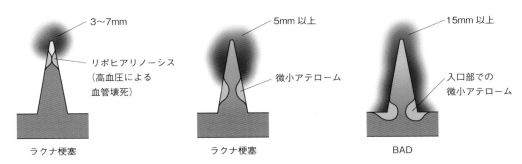

図7　ラクナ梗塞とBADの違い

BAD好発部位と画像診断について

①外側線条体動脈（中大脳動脈から分岐する）

②傍正中橋動脈（脳底動脈から分岐する）

※ BAD診断のためには、

　①の場合、梗塞巣がMRI上水平断3枚以上に及ぶもの

　②の場合、橋腹側に接している状態のもの

　これに「主幹動脈の高度狭窄（50%以上の狭窄）・心原性脳塞栓症を含まないこと」

　が必要である。

後輩指導時のポイント

・BADでは症状が進行する可能性が高いことを視野に入れて観察し、症状が進行した場合は慌てずに医師に報告するようにしましょう。

・とくに麻痺が進行することが多いので、共通の評価スケールを用いて麻痺を適切に評価できるようにしましょう。

・血圧変動により神経症状が増悪する場合もあるので、血圧が低いときは麻痺などの悪化がないか注意しましょう。

・脱水にも注意が必要です。食事摂取量や飲水量、尿量などを観察していきましょう。

・麻痺の進行に伴い、離床が進めにくくなりますが、早期からベッド上でのリハビリや麻痺側のポジショニングなどを適切に行っていく必要があります。

・どんなに治療の指示に従っていても、症状が進行してしまうことに対して、患者や家族は不安や恐怖心を抱きます。精神的な支援をしていきましょう。

・再発予防のために、患者や家族とともに生活習慣の見直しをする機会をつくりましょう。

Case10

50歳代、男性。

【既往】高血圧、脂質異常症、糖尿病、無呼吸症候群。

夕方から左半身不全麻痺、呂律不良が出現。そのまま夜勤をしていたが、翌朝になっても改善がみられず歩けなくなったため救急外来を受診。

頭部MRIで右基底核から放線冠にかけて脳梗塞が認められた。入院してからは麻痺の進行はなかった。

入院時　MRI（DWI）　※水平断で3スライス以上に及んでいる

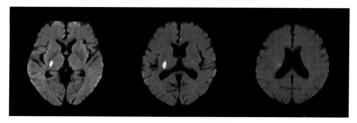

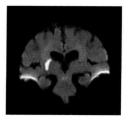

冠状断で血管の
走行に沿った
細長い梗塞巣

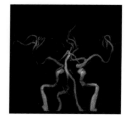

主幹動脈に
高度狭窄を認めない

麻痺が進行するワケ

　外側線条体動脈（図8）は中大脳動脈から分岐する穿通枝動脈です。外側線条体動脈は内包、放線冠、基底核などの脳深部を灌流しています。そこには錐体路（皮質脊髄路および皮質延髄路：図9）が通っているので、錐体路が直接的に障害を受けた場合に運動麻痺が出現します。また、穿通枝の根元が詰まってしまうため、徐々に末梢への血流不全が起こり、麻痺などの症状が進行してしまうことがあります。

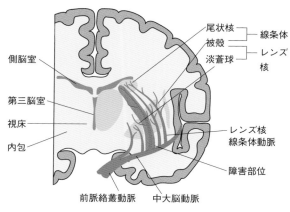

図8　外側線条体動脈

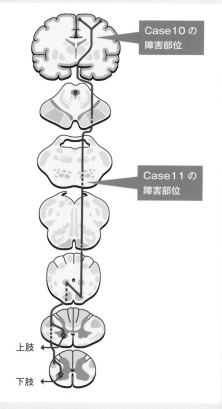

図9　錐体路の解剖

Case11

70歳代、男性。

【既往】高血圧。

突然の呂律不良とふらつきを自覚したが、自宅で休んで様子をみていた。翌朝、左半身が思うように動かないため救急外来を受診。

頭部MRIで右橋に脳梗塞が認められた。入院して治療開始後にも左半身の麻痺が進行し完全麻痺となる。呂律不良も悪化しており、STとともに嚥下機能を評価してから慎重に食事を開始していくことにした。

MRI（DWI）：入院時

ADC

主幹動脈に
高度狭窄を認めない

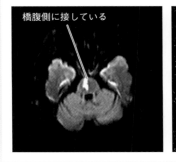

橋腹側に接している

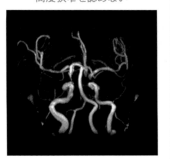

麻痺が進行するワケ

橋へは脳底動脈から分岐する傍正中橋動脈が栄養を送っています（図10）。この根元が閉塞した場合、このケースのように橋腹側に接する細長い梗塞巣となるのがBADの特徴です。橋腹側には錐体路（皮質脊髄路および皮質延髄路：図11）が通っており、そこが直接的に障害を受けた場合に運動麻痺が出現します。また、根元が詰まるので徐々に末梢への血流不全が起こり、麻痺などの症状が進行してしまうことがあります。

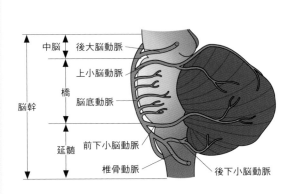

図10　傍正中橋動脈の走行

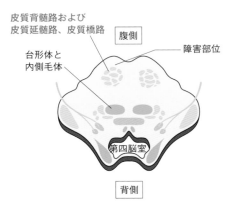

図11　橋の錐体路

ワレンベルグ症候群

再確認！　ワレンベルグ症候群とは？

　延髄梗塞のなかの1つであり、延髄背外側部（図12）が障害されたときにみられる多彩な症状（次頁図15に記載）をまとめてワレンベルグ症候群（延髄外側症候群）とよんでいます。

　ワレンベルグ症候群は、椎骨動脈やその枝である後下小脳動脈（PICA）の閉塞が原因で起こることがほとんどです。

　一般的にめまい、嘔吐で発症することが多く、意識障害や運動麻痺がみられないために、初診時に見逃されることも少なくありません。めまいを訴えた場合は、脳幹障害を疑って観察をすることが重要です。ワレンベルグ症候群では、球麻痺による嚥下障害、病側の顔面の温・痛覚障害と反対側の頚から下の温・痛覚障害、ホルネル症候群、小脳失調などがみられます。一番問題になるのが嚥下障害ですが、障害の重症度はケースによって大きく違ってきます。

　なお、ワレンベルグ症候群で意識障害と運動麻痺が起こらないのは、意識をつかさどる脳幹網様体と運動をつかさどる錐体路が、延髄内側部を走行しているためです。

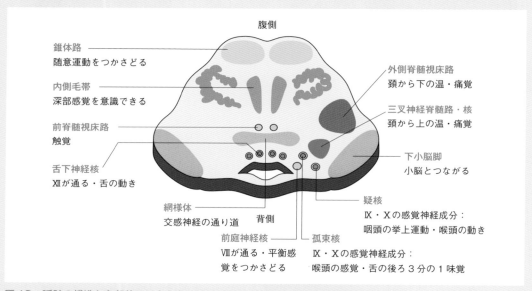

図12　延髄の構造と各部位のはたらき（文献12を参考に作成）

Case12

60 歳代、男性。

昼食後に突然の嘔吐、めまいが出現し救急外来を受診。麻痺はなく意識清明であったため一旦帰宅したが、翌日になっても症状は改善しなかった。

また唾が飲み込めず、声がかすれてしまうため再度受診したところ、頭部 MRI で左延髄に脳梗塞が見つかった。「ワレンベルグ症候群（図 13）」と診断され入院となった。

頭部 MRI（DWI）：入院時

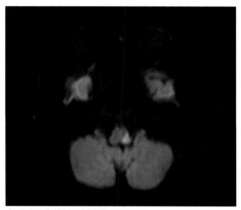

左延髄の背外側に梗塞巣を認める。

MRA

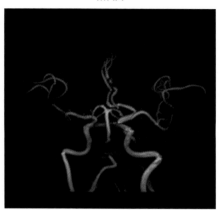

左椎骨動脈の描出がされていない。
脳底動脈にも高度狭窄がある。

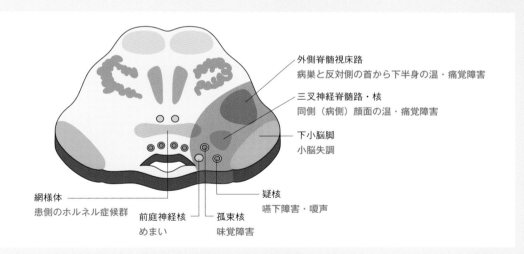

外側脊髄視床路
病巣と反対側の首から下半身の温・痛覚障害

三叉神経脊髄路・核
同側（病側）顔面の温・痛覚障害

下小脳脚
小脳失調

網様体
患側のホルネル症候群

前庭神経核
めまい

孤束核
味覚障害

疑核
嚥下障害・嗄声

図 13　ワレンベルグ症候群の症状（文献 12 を参考に作成）

嚥下障害が起こるワケ

　嚥下運動は、脳神経である舌咽神経（Ⅸ）と迷走神経（Ⅹ）がつかさどっています。この２つの脳神経は、延髄外側部にある疑核（運動核）を介して、咽頭・喉頭の筋肉を動かしています。さらには延髄外側部にある孤束核（感覚核）を介して、咽頭・喉頭の感覚や舌の後ろ１／３の味覚をとらえています。

　ワレンベルグ症候群では、この疑核と孤束核が直接的に障害を受けるため、結果的に嚥下障害や味覚障害を引き起こすワケです（p.75、図7）。また、声帯筋が麻痺するため嗄声もみられます。咽頭・喉頭の感覚が障害されてしまうので、誤嚥していること自体に気がつかない場合があり、唾液の誤嚥で気道閉塞を起こし、気道確保が必要になるケースもまれにあります。

※ちなみに、舌の運動をつかさどっている舌下神経（Ⅻ）は延髄内側部を通っているため、ワレンベルグ症候群では障害を受けないといわれています。

後輩指導時のポイント

・唾液誤嚥をしてしまうことを前提として、口腔ケアを徹底して行いましょう。
・夜間でも常時ギャッチアップしておくなど、誤嚥予防のための体位を検討しましょう。
・緊急時に備えて、吸引物品はあらかじめ準備しておき、気道確保や呼吸管理がすぐに行えるようにしておきましょう。
・嚥下機能は医師、看護師、言語聴覚士（ST）などの多職種で評価し、経口摂取開始の判断は慎重に行いましょう。とくに固形物の嚥下が困難になるといわれています。
・食べられないことは患者にとって大変ストレスとなります。精神的なフォローも忘れずに行うようにしましょう。

Case12 の症状 2

入院時から左眼裂が狭く、瞳孔不同（右 3.5mm 、左 2.0mm）を認めていた。
医師のカルテにも同様の記載があり、経過観察となっている。

瞳孔不同が起こるワケ：ホルネル症候群とは

瞳孔不同とは、左右の瞳孔の大きさが 0.5mm 以上違う状態のことをいいます。なかでも、脳ヘルニアの存在によって病側の瞳孔が急激に散大して起こる瞳孔不同は緊急性を要しますが、Case12 にみられている瞳孔不同はこれとは違うようですね。瞳孔不同のメカニズムとして、脳ヘルニアの場合は動眼神経麻痺が原因で起こりますが、ワレンベルグ症候群の場合は交感神経の障害が原因で起こります。交感神経系がはたらくと瞳孔は散瞳し、副交感神経系がはたらくと瞳孔は縮瞳することが知られています（図 14）。

延髄外側部には、交感神経が走行しているため、梗塞により交感神経が障害されて副交感神経が優位となり、縮瞳が起こるワケです。このような症状を「ホルネル症候群」といい、脳幹障害の際にはよくみられる症状です。また交感神経の走行は交叉しないため、症状は障害部位と同側に出現します。

以上のことから、Case12 における瞳孔不同はホルネル症候群による左眼（病側）の縮瞳と判断されます。縮瞳のほかにも眼裂狭小、顔面の発汗低下も特徴的な症状（図 15）です。

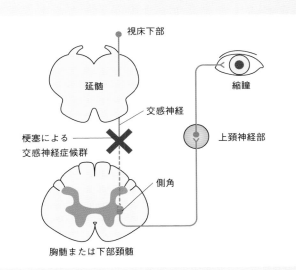

図 14　交感神経遠心路

> 💡 **観察のポイント**
>
> ・縮瞳をみる場合には、電気を消したり目元を手で覆うようにして、なるべく薄暗い環境をつくって観察するといいでしょう（暗くすれば健側が散瞳するため、病側の縮瞳がわかりやすくなります）。
> ・意識レベルの低下やバイタルサインの変化がみられたときには、梗塞の拡大や新規症状の出現である可能性もあるので、瞳孔所見と合わせてそれらの変化も適切に報告し、総合的にアセスメントを行いましょう。

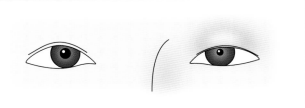

図 15　ホルネル症候群の 4 徴候

> 💡 **ポイント**
>
> **ホルネル症候群の 4 徴候**
>
> ①病側の眼瞼下垂
> ②病側の縮瞳
> ③病側の眼裂狭小
> ④病側顔面の発汗低下

Case12 の症状 3

入院時から右半身と左顔面に感覚障害があった。温・痛覚のみが障害されている。

温・痛覚のみが障害されるワケ：解離性感覚障害とは

　表在感覚には大きく 2 種類があります。1 つは、温度の感覚と痛みの感覚のことで温・痛覚といいます。もう 1 つは、軽く皮膚を触れるときの感覚で触覚といいます。この 2 つの感覚神経は伝導路が異なっているため、分けて考えられています。

　温・痛覚の伝導路は、四肢と体幹では外側脊髄視床路を、顔面では三叉神経脊髄路を走行しています。触覚の伝導路は、脊髄後索と前脊髄視床路を走行しています。

　延髄外側部には、外側脊髄視床路や三叉神経脊髄路および核が存在しているので、「触覚が保たれて温・痛覚のみが障害される」というのがワレンベルグ症候群の特徴です。このような感覚障害のことを解離性感覚障害（感覚解離）といいます（図 16）。

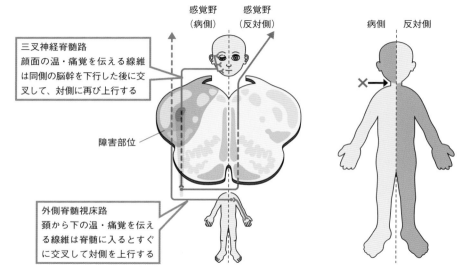

図 16　解離性感覚障害の仕組み（文献 14 を参考に作成）

　また Case12 のように、頚から下の温・痛覚障害は反対側（Case12 では右）に、顔面の温・痛覚障害は病側（Case12 では左）に出るのが典型的です。外側脊髄視床路を走行する神経線維はすでに脊髄で交叉して上行しているので、頚から下の温・痛覚障害は反対側に出ました。一方、三叉神経脊髄路を走行する神経線維は病側の脳幹を下行してから交叉して、反対側を再び上行します（図 16）。Case12 のように、顔面の温・痛覚障害が病側に出るのが典型的ですが、脳幹では三叉神経の走行が複雑なので、必ずしも病側に障害が出るとは限りません。この感覚解離の出方によって、ワレンベルグ症候群は Ⅰ〜Ⅳ型に分類されます[15]。

後輩指導時のポイント

- ・ワレンベルグ症候群の患者は触覚が保たれているので、実際に感覚障害を自覚しにくいといわれています。
- ・点滴は漏れても気がつかない可能性が高いので、なるべく健側でルート確保しましょう。
- ・清拭時に、タオルの温度の感じ方に左右違いがあるか確認してみましょう。
- ・入浴時などは、必ず健側で温度を確認するように指導しましょう。
- ・けがに気がつかないこともあるので、注意深く観察し異常の早期発見に努めましょう。

（足立佳美）

2 脳出血

血腫増大・再出血

脳出血の一般的経過

　脳出血発症後、数時間以内に血腫の増大（約20%）が見られることがあります。そのため、脳出血が判明した時点で降圧薬を持続投与し、血圧を下げて再出血による血腫の増大を予防する必要があります。

Case1

　50歳代、男性。
　右不全麻痺と頭痛で救急搬送され、頭部CTでは左視床出血を認めた。救急外来で降圧薬の持続投与を開始しており、病棟への入院待ちの際に、右上下肢の麻痺が悪化。頭部CTにて出血の増大があり、緊急で内視鏡下血腫除去術を行うこととなった。

血圧が下がっても油断大敵！

　脳出血患者の再出血（血腫増大）は脳出血発症後6時間以内に発生することが多いとされています。再出血すると症状が悪化するため、降圧薬で血圧を下げたから大丈夫だと思わず、神経症状の悪化や新規症状の有無、バイタルサインの変化、頭痛や嘔気などの症状が出現しないか、注意深く観察することが必要です。

Case2

　40歳代、男性。
　頭痛と右上肢の動かしにくさを感じて救急外来搬送され、頭部CTでは左被殻出血を認めた。翌日の頭部CTで血腫の増大を認めたが、症状の悪化や新規症状の出現はなく、降圧薬による管理で経過観察となった。

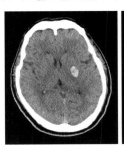 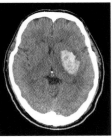

 後輩指導時のポイント

　心疾患や脳梗塞などが既往にあり、抗凝固薬や抗血小板薬を内服している患者は、再出血のリスクがさらに高くなるので、これらの薬を内服していないか確認します。
　また、症状の悪化や頭痛などの症状の出現がなくても、再出血をしていることがあります。血圧の管理は医師の指示どおりに厳格に行いましょう。

けいれん発作

Case3

70歳代、女性。

左皮質下出血で入院し、降圧薬による治療を行っていた。バイタルサインや神経症状を観察していると、突然ボーッとし始め、こちらの声かけに反応しなくなった。右共同偏視が見られ、右上下肢をガクガクと震わせる間代性のけいれんが始まった。

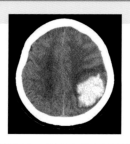

けいれんとは

脳の障害による影響で脳内に異常な電気刺激が起こり、その刺激が骨格筋に伝わることで、身体の一部もしくは全身の筋肉が繰り返し不随意に収縮する症状。

 後輩指導時のポイント

けいれん発作が30分以上持続すると、脳への不可逆性変化を引き起こし、後遺症を残します。そのため、けいれんを発見した際は応援を呼び、早急に対応しなければなりません。けいれんのリスクがある患者には、可能であれば酸素やバッグバルブマスクなどの物品を準備しておくと良いでしょう。

けいれんが起こりやすい病態とは?

けいれんは、脳出血にかかわらず、脳卒中全般や脳腫瘍、髄膜炎などの大脳皮質を含む病変の際に出現することが多いです。そのため、皮質下病変を認める場合にはけいれん発作が起こる可能性も認識しておく必要があります。

Case4

80歳代、女性。

意識障害と右上下肢麻痺、失語を認めERへ搬送されたが、頭部CTやMRIは8年前の左皮質下出血の画像所見のみで、新たな病変は見つからなかった。女性が発見された際に、右共同偏視と右上下肢をピクピクと動かしていたという情報があったため、けいれんによる症状と判断して抗てんかん薬を投与後に経過観察を行った。失語と麻痺は徐々に軽減し、入院1週間後には症状が改善した。

 このような病態のときに考えることは?

この事例は新規の病変がなく、過去の病変に一致した運動麻痺(Todd麻痺)や失語、病変と反対をにらむ共同偏視などの症状を認めており、目撃者の情報からはけいれんが疑われます。過去の病変がけいれんに関与しているため、過去の病変に一致した神経症状が出現することもあるので、けいれんの際には意識障害の有無や神経症状の観察を行う必要があります。

Todd 麻痺

けいれん発作後に引き起こされた一過性の運動麻痺のことで、頭部CTやMRIなどの画像所見で新規の病巣を認めないもの。

けいれん時の共同偏視

大脳皮質病変の場合は病変側をにらむ共同偏視を認めるが、けいれん発作時は病変とは反対をにらむ共同偏視を認める（図1）。

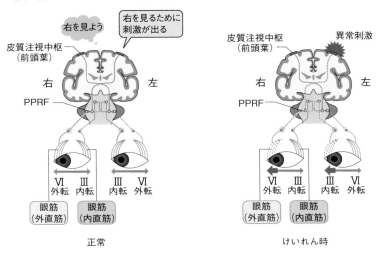

図1　病変の反対をにらむ共同偏視のメカニズム

眼球運動障害

Case5

50歳代、女性。
起床して朝食の準備をしている際に不動性のめまいと複視が出現し、救急外来を受診した。左眼球の内転障害を認め、頭部MRIで脳幹出血を認めた。

眼球運動のメカニズム

眼球運動は、動眼神経・滑車神経・外転神経の3つの神経がかかわっています（図2）。また、中脳には眼球を垂直方向に動かす中枢があり、橋には眼球を水平方向に動かす中枢として傍正中橋網様体（PPRF）があります（図3、4）。

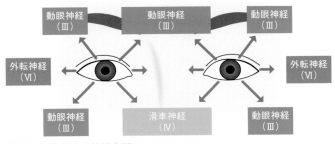

図2　眼球運動の神経支配

119

左眼球に内転障害が起こったワケ

　この事例では、脳幹出血により注視時の眼球運動に関連する内側縦束（MLF）が限局的に障害され、片眼だけ内転障害が起こりました。脳幹にはさまざまな神経や中枢が存在しており、障害の部位により症状が異なるため、脳幹の解剖について**図5**を参照して、しっかりと理解しておくことが重要です。

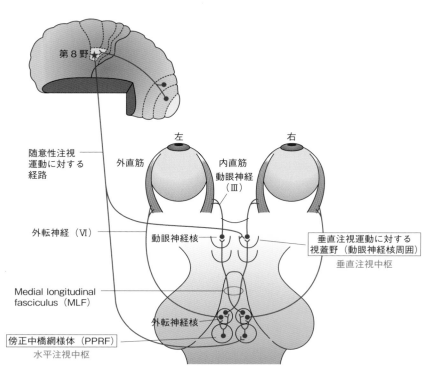

図3　注視時の眼球運動の支配神経

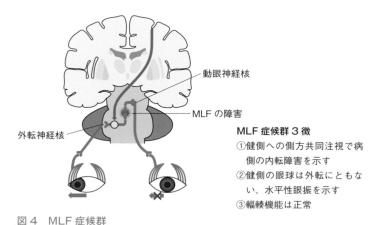

MLF 症候群 3 徴
①健側への側方共同注視で病側の内転障害を示す
②健側の眼球は外転にともない、水平性眼振を示す
③輻輳機能は正常

図4　MLF 症候群

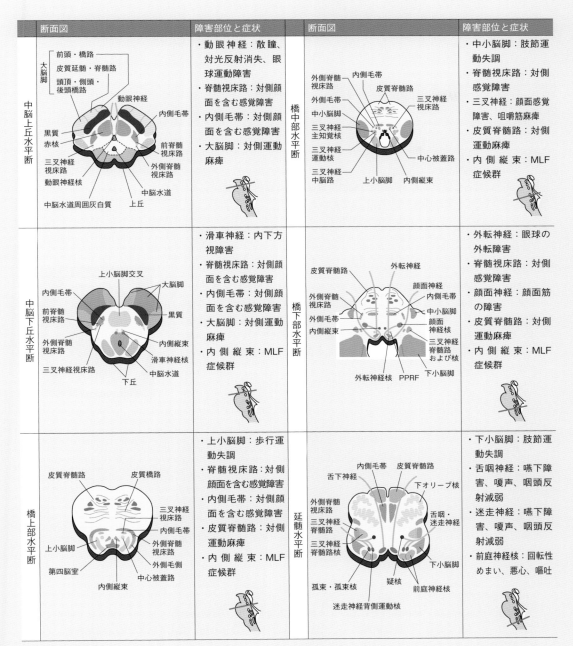

図5　脳幹の解剖

後輩指導時のポイント

　脳幹にはさまざまな神経や中枢が存在しており、障害の部位により症状が異なるため、脳幹の解剖についてしっかりと理解しておくことが重要です。知識を身に付けることで、例えば閉じ込め症候群のように、皮質脊髄路（錐体路）や皮質延髄路の障害により、意識はしっかりしているのに四肢麻痺や顔面麻痺などを生じて言葉や思いを表出できなくなっている患者とのコミュニケーションを取る方法を見つけることができます。

（池田　亮）

3 くも膜下出血

再出血

くも膜下出血の一般的経過

くも膜下出血を発症すると、再出血や脳血管攣縮による脳梗塞の発症リスクを抱えながら経過していくため、それぞれの時期に必要な観察と管理を行う必要があります。

Case1

70歳代、女性。

夜中に激しい頭痛と嘔吐、意識障害が起こり、同居する娘が救急要請した。頭部CTでくも膜下出血を認め、7時間後に予定されていた手術まで鎮静薬と降圧薬を投与して再発予防の管理を始めた。手術2時間前に突然心電図モニターのアラームが鳴ったため訪室すると、瞳孔不同が出現していた。緊急コールを押して医師への対応を依頼し、緊急での開頭脳動脈瘤頚部クリッピング術が行われた。

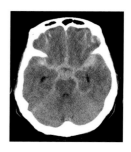

後輩指導時のポイント

くも膜下出血は、発症24時間以内（とくに6時間以内）に再出血のリスクが高くなります。再出血の予防として根治術（脳動脈瘤頚部クリッピング術やコイル塞栓術など）が実施されるまでは鎮痛・鎮静・降圧を行いますが、鎮静が十分でなかったり、頭痛のコントロールができていなかったりすると血圧が高くなり、再出血を引き起こすことがあります。そのため、確実に鎮痛・鎮静・降圧が行われているのかを評価しつつ、観察を密に行うようにしましょう。

Case2

40歳代、女性。

くも膜下出血発症後、動脈瘤に対してコイル塞栓術を実施した。頭痛は自制内であり、鎮痛薬の内服でコントロールできており、経過は順調だった。発症10日目に普段より強い頭痛を訴えて鎮痛薬を内服したが、効果がみられなかった。いつもとは様子が違い、おかしいと感じたため、医師に報告した。その後、夫からナースコールがあって訪室すると、女性がけいれんを起こしていた。けいれんへの対応を行い、3D-CTで再出血を認めた。

後輩指導時のポイント

くも膜下出血の原因の8割が動脈瘤であり、クリッピング術やコイル塞栓術などの根治術が行われます。しかし、それらを行っていても、動脈瘤のネック部分などが再度膨らんできて、再出血することもあります（図1、2）。普段と違う症状があれば観察を密に行い、患者の状態の変化に対応できるようにしておく必要があります。また、「いつもと違うな」「おかしいな」という感覚も大事にして、普段から先輩や医師に気軽に相談できる環境や関係を築いておきましょう。

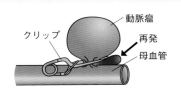

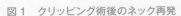

図1　クリッピング術後のネック再発

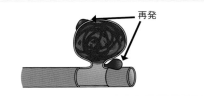

図2　コイル塞栓術後の再発

脳血管攣縮

Case3

70歳代、女性。

くも膜下出血を発症し、同日に開頭脳動脈瘤頚部クリッピング術を施行した。発症13日目に血圧が低下したため昇圧薬の投与を開始したが、突然左上肢の動きがみられなくなり、右共同偏視を認めた。頭部MRIで両側MCA領域の脳梗塞がみられた。水分出納は連日+500〜1,300mL程度、CVP（中心静脈左）は0〜5cmH$_2$O程度で経過していた。

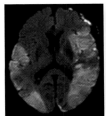

発症13日目MRI

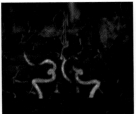

発症13日目MRA

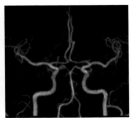

正常

発症13日目のバイタルサイン

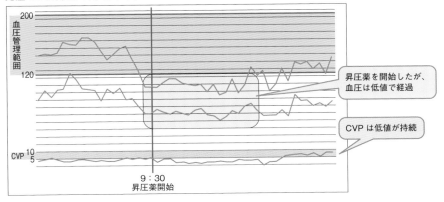

昇圧薬を開始したが、血圧は低値で経過

CVPは低値が持続

9：30
昇圧薬開始

後輩指導時のポイント

くも膜下出血の脳血管攣縮期に脳梗塞を発症するとADL低下やQOLの低下につながり、患者の予後に影響を与えてしまうため、脳血管攣縮期は3H療法を行いながら異常の早期発見に努める必要があります。

水分出納がプラスバランスであっても、CVPが低値であったり、昇圧薬を使用しても血圧が上がってこない場合には、医師に報告して水分の負荷や新たな指示を得るようにしましょう。

Case4

50歳代、女性。

くも膜下出血（左内頚動脈 - 前脈絡叢動脈分岐部破裂脳動脈瘤）を発症し、当日に緊急開頭脳動脈瘤頚部クリッピング術を施行した。発症9日目に中大脳動脈（M1、M2）に脳血管攣縮をきたしたため、血管拡張術（PTA）とファスジル塩酸塩水和物の動注を行い、症状が改善した。

治療前

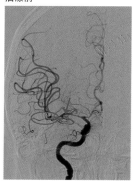

治療後

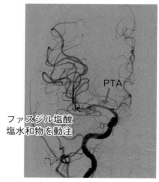

PTA

ファスジル塩酸塩水和物を動注

後輩指導時のポイント

この事例では、くも膜下出血の脳血管攣縮期による血管収縮を認めたため、ファスジル塩酸塩水和物の動注と血管拡張術を実施しました。脳血管攣縮期はくも膜下出血発症から8〜10日をピークに、4〜14の期間で起こるとされています。そのため、3H療法で循環血液量を多く保ち、血圧を高値に維持することが重要です（1章4の脳血管攣縮予防の治療参照）。

発見が遅れると脳梗塞を発症してしまうため、異常を見つけしだい医師に報告し、早急に頭部MRIなどの検査準備とともに血管拡張を行う必要があります。

脳血管攣縮期は期間だけで判断せず、必ず画像評価されるまで注意深く観察を！

くも膜下出血を発症した40歳代の男性は、画像上では脳血管攣縮や新規の神経症状を認めず経過していましたが、発症14日目に失語症が出現しました。頭部MRI/MRAの所見では脳血管攣縮は認めませんでしたが、症状が出現しているため継続して3H療法を行ったところ、発症19日目に失語症が改善して社会復帰を果たしました。

脳梗塞を発症する可能性がある脳血管攣縮期がいつ起こるかを理解しておくことは重要です。しかし、発生のピークとされる8〜10日をすぎ、さらに14日がすぎてからも脳血管攣縮を起こすことがあるため、画像評価されるまでは注意深く観察を行う必要があります。

くも膜下出血後に失語症が出現した患者さんは、「突然喋れなくなってびっくりしたけれど、こういうものかという感じで、意外とすんなり状況を受け入れていました。でも、みんなに言いたかったのは、言葉が出ないときは『ハイ』か『イイエ』で答えられる質問をしてくれれば意思表示できたのにって思っていたよ」と当時の経験を笑って話してくれました。攣縮期では症状の観察だけでなく、失語症などの出現した症状に合わせた対応を考慮する必要があります。

ポイント

脳血管攣縮で引き起こされる症状は、どこの血管が攣縮（収縮）してしまったかによって変化するため、それぞれの脳血管が栄養している部位に加えて脳の機能（局在）を理解しておく必要があります。しかし、脳は局在ごとに単独ではたらいているわけではないので、単純に脳の局在を知るだけではわからないこともあります。相互に連絡・関連している脳のはたらきを学び、深めていくことはとても重要です。

低 Na 血症

Case5

　50 歳代、女性。
　くも膜下出血を発症して 6 日目が経過したころ、徐々に眠傾向となり、嘔気・嘔吐、倦怠感が出現した。頭部 CT ではわずかに脳室が拡大しているのみであり、頭部 MRI/MRA では脳梗塞や脳血管攣縮は認めなかった。採血で低 Na 血症（Na114mEq/L）を認めたが、浮腫や胸水などは認めなかった。抗利尿ホルモン不適合分泌症候群（SIADH）と判断し、水制限と生理食塩水の補液を開始したが Na 値は改善せず、多尿となり頻脈や口渇などの脱水症状を認めた。そこで、中枢性塩類喪失症候群（CSWS）を考慮して水制限を解除し、3% 食塩水補液を開始したところ、徐々に嘔気や嘔吐、倦怠感が改善し、発症 10 日目には Na130mEq/L へと改善した。

後輩指導時のポイント

　くも膜下出血発症後に低 Na 血症を生じる要因として、CSWS や SIADH があります。これらは症状は似ていますが、治療法が異なるため鑑別が必要です。この症例では、低 Na 血症があり、浮腫などは認めないため SIADH と判断して対応をしました。しかし、水制限をしたことで脱水が助長（顕在化）し、CSWS と診断され治療法が変更されました。CSWS は循環血漿量の低下をともない、脳血管攣縮を助長する要因となるため、水分出納（循環血漿量の把握）と Na の値を監視し、適宜補正を行っていく必要があります。

中枢性塩類喪失症候群（CSWS）と抗利尿ホルモン不適合分泌症候群（SIADH）

中枢性塩類喪失症候群（CSWS）

　脳神経外科手術や、くも膜下出血などの脳血管障害が起こった後、7～10 日以内に発症するが、遅れて発症することもあります。腎からの Na 喪失によって低 Na 血症と細胞外液量減少を呈する症候群で、交感神経の反応性低下が腎の Na 再吸収障害につながるという可能性や、Na 利尿ペプチド（BNP や ANP）の過剰分泌による直接、あるいはアルドステロン産生低下を介した作用の可能性が示唆されているが、明らかではありません。
　発症すると循環血液量が減少して脱水をともない、脳血管攣縮を助長して脳梗塞を引き起こす可能性があります。
　症状としては、意識障害やけいれん、食欲不振、嘔気・嘔吐、脱力などがあります。
　治療としては、塩化 Na の補充（経口または点滴）、水分の補給、鉱質コルチコイドの投与などを行います。

抗利尿ホルモン不適合分泌症候群（SIADH）

　抗利尿ホルモンであるバソプレシンの分泌亢進によって水の再吸収が持続し、利尿不全が生じます。循環血液量が増加することで希釈性低 Na 血症を呈している状態です。
　第三脳室周辺にある浸透圧受容体になんらかの障害や刺激が及び、下垂体後葉からバソプレシンが過剰に分泌すると考えられています。
　症状としては、頭痛や嘔気、意識障害、けいれんなどがあるが、脱水徴候は認めません。
　治療としては、水制限（15～20mL/kg / 日）、塩分の経口投与や 3% 高張食塩水の点滴投与などを行います。

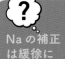

Na の補正は緩徐に

CSWS や SIADH などにより低 Na 血症をきたした場合には、水分管理とともに Na 補正を行う必要があるが、急速に補正すると浸透圧性脱髄症候群（ODS）を生じることがあります。橋中心髄鞘崩壊症（CPM）ともよばれますが、基底核や視床にも病変を生じることがあります。そのため、発症 12 時間以内の急性低 Na 血症に対しては 1～2mEq /L / 時、発症 12 時間以降の低 Na 血症には 0.5mEq /L / 時で補正を行います。経口摂取が可能であれば NaCl の内服や梅干しなどの摂取を勧めることもあります。

ODS の症状は、意識障害、仮性球麻痺による構音障害、四肢麻痺、けいれんなどがあり、重篤な場合には死に至ります。

オーバードレナージ

Case6

50 歳代、男性。

くも膜下出血の発症 8 日目。脳槽ドレナージを留置しており、自分で体動が困難なため、オムツ交換を実施した。10 分後に訪室した際に、脳槽ドレナージより血性の排液が多量に流れていることを発見した。すぐにドレナージ回路の患者側ロールクランプを閉鎖し、医師へ報告した。意識レベルは JCS 1 から 20 へ低下し、血圧は 140 台から 170 台に、脈拍は 80 台から 110 台に上昇を認め、頻呼吸となっていた。ドレナージの回路は閉鎖したクランプ部位以外はすべて開放されており、排液バッグや回路のフィルターの汚染も認めなかったため、再出血が考えられた。

後輩指導時のポイント

オーバードレナージは、再出血やドレナージ回路の操作などを原因として起こり、サイフォンの原理（**図3**）により脳脊髄液が急激に排出されます。急激に排出されると、ドレナージの留置部位（脳室や脳槽）にある脳実質に陰圧がかかり脳出血を引き起こし、死に至るケースもあります。オーバードレナージを発見したら、すぐにドレナージ回路をクランプし、患者の状態を観察しながら、医師に報告が必要です。

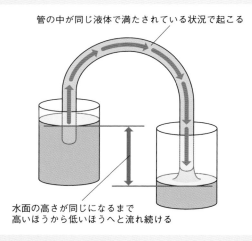

管の中が同じ液体で満たされている状況で起こる

水面の高さが同じになるまで高いほうから低いほうへと流れ続ける

図3　サイフォンの原理

ドレナージ回路の管理を適切に！

脳室・脳槽ドレナージの留置患者の体位変換や食事の際のヘッドアップ、検査への移動などでドレナージ回路のクランプを行うことがあります。これらが終了したあとに、ドレナージが適切に行われるようにドレナージの設定圧や 0 点の設定、クランプの開放、排液バッグや回路のフィルターに汚染がないこと確認します。これらが適切に管理できていないことにより、オーバードレナージを引き起こしたり、急性水頭症を引き起こす可能性があります。とくに D のワンタッチクランプが開放されていることが重要です。施設ごとの管理方法を守り、適切な管理を意識することが重要になります（**図4**）。

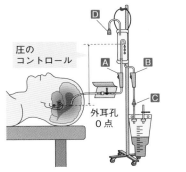

体位変換や
ヘッドアップ時のクランプは
　閉鎖時の順番　[A]➡[B]
　解放時の順番　[B]➡[A]
移送時のクランプは
　閉鎖時　[A]➡[B]➡[C]➡[D]
　解放時　[D]➡[C]➡[B]➡[A]

図4　ドレナージ回路のクランプの操作手順

アクティーバルブ（図5）

　アクティーバルブの管理

　脳室・脳槽ドレナージの留置により、離床が妨げられてしまうため、アクティーバルブで管理することもあります。立位や座位でも使用可能で、前胸部にぶらさげるようにして管理します。バルブの種類ごとに圧の設定がされていますが、排液バッグとの落差により容易に排液が増加します。髄液の排液が多くなりすぎると頭痛や嘔気、硬膜下血腫、意識障害などが起こるため、1～2時間ごとに排液量や血圧、意識レベルの観察を行う必要があります。

アクティーバルブの種類別の圧
低圧　：45～90mmH$_2$O
中圧　：95～140mmH$_2$O
高圧　：145～190mmH$_2$O
超高圧：195～240mmH$_2$O

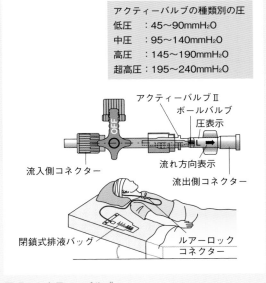

図5　アクティーバルブ

（池田　亮）

127

4 手術療法

過灌流

Case1

40歳代、女性、右手のしびれで発症した左中大脳動脈狭窄症の患者。

STA-MCAバイパス術2日目に運動性失語が出現。

担当は吻合術患者を初めて受け持つ後輩で、あなたはペアで指導にあたる立場です。この場面で、先輩看護師のあなたならどう行動しますか？

先輩、何が起こってるんですか？
どうしたらいいですか？
助けてください!!!

過灌流症候群 (hyper perfusion syndrome) とは

CEA（頚動脈内膜剥離術）、CAS（頚動脈ステント留置術）、虚血に対するバイパス術（STA-MCAバイパス術など）など、血行再建術の後に起こる病態のひとつです。術後に脳血流が急激に増加し、脳が必要とする血流量をはるかに上回った状態を指します（図1）。

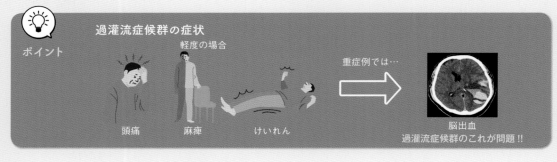

ポイント

過灌流症候群の症状

軽度の場合

頭痛　　麻痺　　けいれん

重症例では…

脳出血
過灌流症候群のこれが問題!!

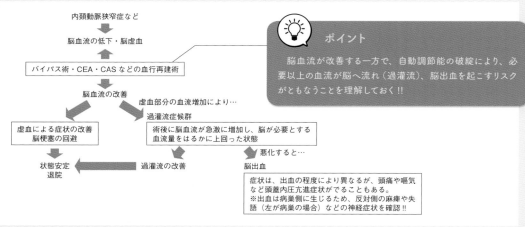

内頚動脈狭窄症など

脳血流の低下・脳虚血

バイパス術・CEA・CASなどの血行再建術

脳血流の改善

虚血部分の血流増加により…

虚血による症状の改善
脳梗塞の回避

過灌流症候群
術後に脳血流が急激に増加し、脳が必要とする血流量をはるかに上回った状態

状態安定
退院　　　過灌流の改善

悪化すると…

脳出血

症状は、出血の程度により異なるが、頭痛や嘔気など頭蓋内圧亢進症状がでることもある。
※出血は病巣側に生じるため、反対側の麻痺や失語（左が病巣の場合）などの神経症状を確認!!

ポイント

脳血流が改善する一方で、自動調節能の破綻により、必要以上の血流が脳へ流れ（過灌流）、脳出血を起こすリスクがともなうことを理解しておく!!

図1　過灌流症候群の発生イメージ

過灌流のメカニズム

いろいろな文献を調べても、過灌流のメカニズムついて断言しているものはなく、完全には解明されていないのが現状です。ただし、さまざまな臨床研究により、過灌流の発生時期や、過灌流を起こしやすい因子（予測因子）、予防・管理するうえでの注意点などが明らかになっています（表1）。

前述したように、なんらかの原因によって過灌流症候群を引き起こしても、軽症で経過観察での対応が可能なケースもありますが、重度の場合には脳内出血により致命的な状態悪化をまねく危険性があるために徹底した予防・管理をする必要があります。

表1　過灌流の予測因子（文献1を参考に作成）

おもな検査法	予測因子
TCD（経頭蓋超音波検査） SPECT MRIなど	CVR（脳血管抵抗）↓
	CBF（脳血流量）↓
	CBV（脳血液量）↑
	stump pressure ↓
	側副血行路により反対側から補われる血圧

どんな患者に起こりやすい？

①脳血管抵抗が減少している患者
②脳虚血により脳血流量が減少している患者
③脳血液量が増加している患者
④側副血行路が未熟、もしくは血圧補助が不十分な患者

これらが、術後に過灌流を生じやすく注意が必要です。

術前の情報収集のポイント

過灌流発生リスクを評価
・予測因子の把握
　術前検査（MRI/SPECT/TCD など）の結果を確認し予測因子を把握
・術後せん妄、排尿・排便障害、疼痛など血圧上昇の要因も把握しておく

予防のために
術前を含めた周術期の管理について医師と協議が必要。
・血圧管理の目標
・予防的な薬剤の検討（エダラボン、ミノサイクリンなど）
・鎮静薬の使用

過灌流症候群が予想される場合や過灌流症候群となったときは主治医の指示に応じて厳密な血圧管理が必要となり、鎮静薬を使用することもあります。頭蓋内出血を起こすと生命にかかわるため要注意です。

術式により過灌流の発生時期が違う

過灌流の発生時期（表2）は術式により違いがあるとされています。周術期の管理で必要なため、時期を理解しておきましょう。

表2　過灌流の発生時期（文献2を参考に作成）

CAS	術後12時間以内が多い
CEA	CEA術後の過灌流は数日〜1週間以内に発生することが多い
吻合術	バイパス術後に出現する過灌流症候群は術後2〜10日間に発生することが多い

どうすれば過灌流症候群だと判断できる？

　血圧上昇や頭痛、嘔気などの症状だけからでは簡単には区別がつかないことも多いです。そのため、CT や MRI、SPECT によって診断することになります（図 2、3）。

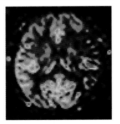

術前 MRI (perfusion)

左中大脳動脈狭窄症の患者
右に比べて左中大脳動脈領域の血流低下が確認できる。

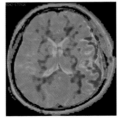

術後 MRI (ASL)

術後 2 日目、軽度右麻痺と運動性失語が出現。画像では術前に血流低下のあった部分の血流増加（過灌流）が確認できる。

図 2　過灌流症候群の画像

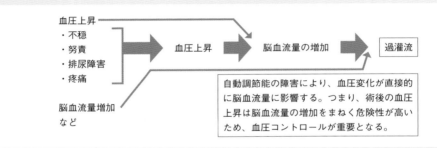

図 3　過灌流を誘発する要因

過灌流の予防と管理

・予測因子の除去または改善
・血圧コントロール（血圧上昇の要因を除去、降圧薬の使用）
・ベッド挙上 20°

過灌流症候群への対応

・SPECT での脳血流量の評価
・降圧、血圧コントロール（降圧薬の持続投与。血圧上昇の要因を軽減、取り除く）
　※過度の降圧は脳虚血をまねく危険性があるために注意が必要。
・鎮静＋呼吸器管理（状態に応じて）

過灌流の予防のための降圧目標

　降圧目標＝術前血圧以下

　血圧上昇により、脳血流量が増すことで過灌流状態となるため、降圧が必要です。
　しかし、過度の降圧は脳虚血、さらには脳梗塞の原因となるので要注意です。
　血圧コントロールは術前血圧以下となるようジルチアゼムやニカルジピンを使用するのが良いようです[3]。

過灌流症候群に関するアセスメントと管理のまとめ

ポイント
①まずは、過灌流症候群がどういうものかを理解
  ・概要
  ・術式による発生時期の違いなど
②リスク評価
  ・予測因子の把握
  ・脳虚血の程度の把握
③情報収集・観察のポイントを理解
  ・情報収集（術中・術後）
  ・フィジカルアセスメント
④予防ポイントを理解
⑤対応ポイントを理解

患者の入院から術後までの経過と、各病期でのアセスメントと管理・対応のポイントについてまとめました（図4）。

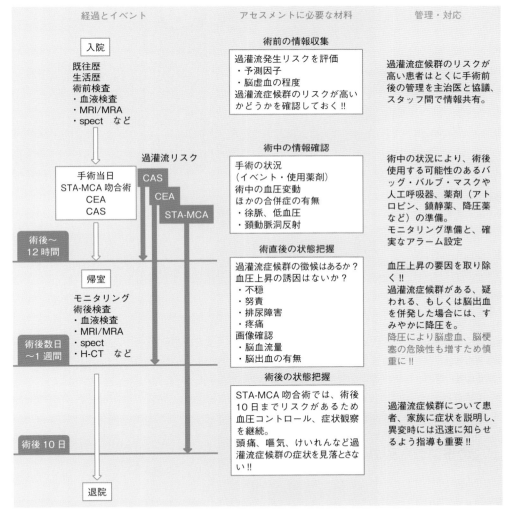

図4　過灌流症候群のアセスメントと管理
患者に今何が起きているかを冷静に、正しく把握することが重要です。
状態把握が間違うと、対応も間違ってきます。
今後、患者に起こり得る変化を把握しておくことが、合併症予防・早期発見・的確な対応につながります。

改めて聞いてみます。
この場面で、先輩看護師のあなたならどう行動しますか?

Case1

40歳代、女性。右手のしびれで発症した左）中大脳動脈狭窄症の患者。
STA-MCAバイパス術2日目に運動性失語が出現。
担当は吻合術患者を初めて受け持つ後輩で、あなたはペアで指導にあたる立場です。

先輩、何が起こってるんですか?
どうしたらいいですか?
助けてください!!!

いろいろな可能性を考える

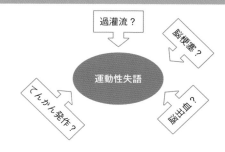

過灌流?

脳梗塞?

運動性失語

てんかん発作?

脳出血?

CASE1での『最悪なケース』はなんでしょうか?
過灌流による脳出血の合併ですよね。
まずは、本当にそれが起こっているかを確認し、より迅速に適切な対応をすることが大切です。

ポイント

フィジカルアセスメントとは問診・打診・視診・触診などを通して、実際に患者の身体に触れながら、症状の把握や異常の早期発見を行うことです。
推測を持って必要な情報を集め、身体的な評価をすることが大切です。
患者の状態変化があった場合に、一番に考えるのは『最悪のケース』です。
いろいろな可能性のなかで、『最悪のケース』から除外していくことがポイントです。

患者に起こっていることを把握し、早期対応をするために

①冷静にバイタルサインとフィジカルアセスメントを。
　※重篤な合併症である過灌流症候群、脳出血を疑って問診すること。
②主治医に的確な報告をしよう。
③画像検査で過灌流が生じていないか確認しよう。
④過灌流症候群が疑われる場合、すみやかに降圧を図ろう。
　※血圧上昇の要因がないか確認して、あれば取り除こう。

ポイント

術前から、術後合併症、ここでは過灌流症候群のリスク評価を行い、常に念頭に置いて患者観察を行うことが重要です。予測していることで、冷静で的確な対応ができます。

予期せぬ事態にどう対応するか…

冷静な対応を心がけることがとても重要です。
それは、焦っている後輩のためでもあり、何より困惑している患者、家族のためです。

後輩指導時のポイント

パニック状態の後輩へさらにプレッシャーをかけては後輩の本来のパフォーマンスが発揮できず悪循環です。
患者、家族が不安で動揺している状況では、看護師はより冷静に、そして不安を軽減するような対応を心がけることが重要です。

下垂体術後（尿崩症、髄液漏、髄膜炎）

下垂体の特徴（図5）

下垂体は間脳の真下に垂れ下がった組織です。
・視交叉の近くに位置している
・大切なホルモンを分泌している
このような特徴を持っています。

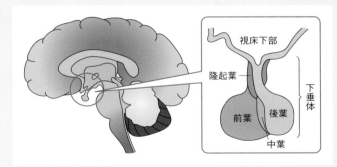

図5　下垂体の特徴

原疾患による症状：視野・視力障害

下垂体は視神経（視交叉）の近くに位置するために、腫瘍の存在により視野・視力障害が出現することも少なくありません。これらの症状は手術による腫瘍の摘出や縮小にともない軽快することが多いですが、術後出血を生じた場合には症状が悪化します。そのため、下垂体術直後から数日間は視野・視力低下がないかを確認し、症状悪化を認めた際には術後出血の可能性があるため、医師への迅速な報告が必要となります。

経蝶形骨洞手術（図6）

鼻孔から蝶形骨洞を経由し、腫瘍に到達し腫瘍の摘出を行います。直接的に脳に触れることがないために、脳への侵襲は少なく、内視鏡を併用することで広範囲の視野が確保でき、顕微鏡だけでは確認できなかった血管や組織を確認しながら手術を行うことが可能です[4]。

ポイント

下垂体術後の管理はむずかしい!?

下垂体術後には、その解剖上の理由や、ホルモン異常などの影響から尿崩症、髄液漏、髄膜炎などの合併症が生じやすく、臨床でも遭遇することは少なくありません。今回の執筆にあたり、病棟スタッフに意見を聞いたところ、「下垂体の術後管理が一番むずかしい」という声が多かったです。その理由は簡単です。下垂体の術後には諸々の合併症（図6）が生じることが多いだけでなく、それぞれの合併症への対応がむずかしいからです。

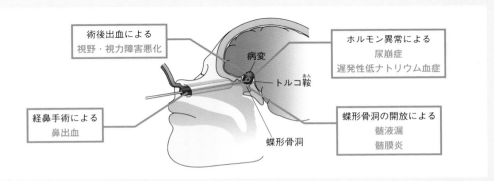

図6　経蝶形骨洞手術後の主要な合併症

ここからは、下垂体術後に生じやすい合併症のなかで、髄液漏・尿崩症・髄膜炎に焦点を当て、発生のメカニズムを説明したうえで、治療と看護のポイントについて解説します。

尿崩症（diabetes insipidus：DI）とは

　腎臓は尿をつくるとともに、その尿から水分のみを必要なだけ血管のなかに戻し（＝再吸収）、体内の水分量を適切に保つようにはたらいています。この再吸収のシステムが十分にはたらかなくなった状態が尿崩症です（図7）。
・尿量：250mL/h以上が2時間以上続く
・尿比重：1.010以下のとき
　上記のときには尿崩症を疑います[5]。

尿崩症≒蛇口が壊れた状態⁉

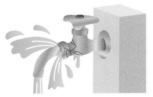

　後葉から出る抗利尿ホルモン（バソプレッシン）は、尿が出すぎないように調整をしてくれるホルモンです。わかりやすくいうと、水道の蛇口の役割です。つまり、このホルモンの分泌が低下すると、蛇口が閉まらずに水が出続ける状態となります。

メカニズムと症状	アセスメントに必要な材料	治療・管理

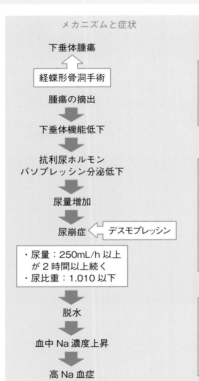

メカニズムと症状

下垂体腫瘍
↑
経蝶形骨洞手術

腫瘍の摘出
↓
下垂体機能低下
↓
抗利尿ホルモン
バソプレッシン分泌低下
↓
尿量増加
↓
尿崩症 ← デスモプレッシン

・尿量：250mL/h以上が2時間以上続く
・尿比重：1.010以下
↓
脱水
↓
血中Na濃度上昇
↓
高Na血症
↓
意識障害
けいれん

アセスメントに必要な材料

術中の情報確認

手術の状況
（イベント・使用薬剤）
IN/OUT
・輸液量と尿量確認
腫瘍摘出の程度

術後の状態把握

尿量
・250mL/h以上かどうか

尿比重
・1.010以下かどうか

脱水による症状の有無
・口渇
・皮膚乾燥

尿崩症による影響を把握

採血データ
・Na…基準値も
・ほか、脱水に関するデータ
随伴症状の有無
・けいれん
・意識混濁

治療・管理

十分な補液

安静の保持
モニタリング

継時的な尿量チェック
・術直後は1時間ごとに。
※尿量チェックの間隔を医師に確認しておく‼

尿比重の確認
・250mL/hを超えた場合には必ず比重測定。
※超えない場合でも、明らかな希釈尿であればチェック‼

デスモプレッシンの点鼻

高Na血症の予防
・血中Na排泄促進⇒
・十分な補液

随伴症状の対応
・けいれん
抗てんかん薬やBVMなど準備

・意識混濁
意識混濁があると、口渇など脱水による症状が把握できないため、皮膚、口腔内の観察など重要となる。

図7　尿崩症のメカニズムと身体への影響

治療・管理のポイント

・継時的な尿量測定
・尿比重の確認
・脱水にともなう随伴症状の確認と対応
・デスモプレッシンの点鼻による尿量管理

デスモプレッシンについて

　デスモプレッシンは水道でたとえると、蛇口を閉める役割です。蛇口が壊れた状態の尿崩症に対し、この薬剤を使用することで尿量の減少が期待できます。使用のタイミング・量に関しては細心の注意が必要なため、主治医との協議が必要です。

髄液漏とは

　頭部の外傷や術操作により、硬膜やくも膜に穴が開くことで、髄液が本来あるべき髄液腔から外に漏れ出た状態です。

髄液漏のメカニズム（図8）

　下垂体術後の髄液漏は、手術の際に蝶形骨洞が開放されることが原因で生じます。閉創時には、この髄液漏を起こさないために硬膜を密に縫合しますが、その縫合が不完全であったり、水のようにサラサラな性質の髄液に頭蓋内の圧が加わることで髄腔から髄液が漏れ出やすくなります[6]。

ポイント

髄液漏が起こると何が問題？

　髄液漏がある＝脊髄腔が外部と交通している＝感染リスク（髄膜炎）
　髄液が本来とどまるべき場所から流れ出るということは、つまり、髄液の流れている髄腔と外界が直接交通していることを意味します。そのために、本来無菌である髄腔に外界からの細菌が入り込みやすい状況になっており、これが髄膜炎を引き起こす要因となります。

　髄液漏がある＝脳脊髄液が減少する→低髄圧症のリスク
　髄液が漏れ出ることで低髄圧をまねき、それにともないベッド挙上時の頭痛など低髄圧症状が出現し、身体的、精神的な苦痛が生じます。髄膜炎のメカニズムと治療と看護のポイントについては次に解説します。

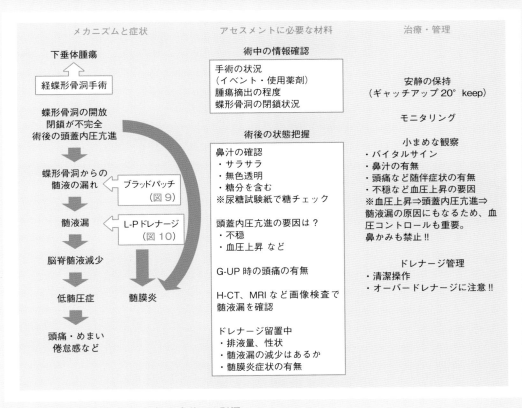

図8　髄液漏・髄膜炎のメカニズムと身体への影響

ブラッドパッチ治療

　採取した患者の血液を髄液漏の原因となっている漏出部分近くの硬膜外側の脂肪組織に注入する方法（硬膜外自己血注入法ともよばれる）です。これにより、硬膜下に血液が広がり、血液凝固作用を利用して空いた穴をふさぎます。

L-P ドレナージ

　頭蓋内圧が高い状態が続くと、髄液漏は減少しにくくなります。そのため、頭蓋内圧を安定化させ、髄液漏が生じにくくすることで、原因となっている穴が自然にふさがるのを期待してL-P（腰椎-腹腔）ドレナージを行うことがあります。

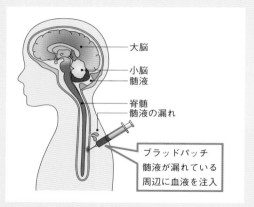

図9　ブラッドパッチ治療

大脳
小脳
髄液
脊髄
髄液の漏れ

ブラッドパッチ
髄液が漏れている
周辺に血液を注入

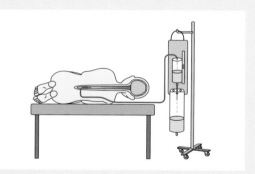

図10　L-Pドレナージ

髄膜炎とは

　髄膜炎とは、髄膜内に細菌やウイルスが侵入し、感染を起こした状態です（図8、11）。症状として、発熱や頭痛、項部硬直などの髄膜刺激症状がみられることがあります。

　経蝶形骨洞手術後では、手術時に蝶形骨洞を開放することに加え、髄液漏に対してL-Pドレナージを施行する場合にもドレナージからの感染リスクがあります。

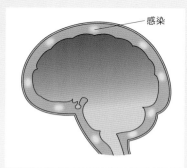

感染

図11　髄膜炎

 ポイント

髄膜刺激症状
・頭痛
・嘔気、嘔吐
・項部硬直
　ーケルニッヒ徴候（図12）
　ーブルジンスキー徴候（図13）

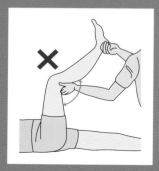

図12　ケルニッヒ徴候
仰臥位で患者の股関節、膝関節それぞれ90°に屈曲させます。検者が足をまっすぐに伸ばそうとすると抵抗し、伸展が困難な場合に【陽性】となります。

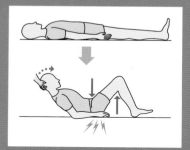

図13　ブルジンスキー徴候
仰臥位で検者が患者の項部を持ち上げると頸部に抵抗を感じ（項部硬直）、同時に股関節と膝関節が自然と屈曲すると【陽性】となります。

治療：抗菌薬投与

　血液脳関門（blood brain barrier：BBB）により、抗菌薬が髄腔に届きにくくなっています。そのため、髄膜炎の治療では、通常に比べて高濃度の抗菌薬を投与します。

 ポイント

おさえておくべき、脳の基礎知識
　【BBB】血液脳関門
　Blood（ブラッド）…血液、Brain（ブレイン）…脳、Barrier（バリヤー）…関門。脳と脊髄の毛細血管にある特殊な機能。脳や脊髄を守るため、脳・脊髄内へ移動できる物質を厳しく制限している[6]。

Case2

60歳代、男性。脳ドックでMRI施行したところ下垂体腫瘍を指摘される。自覚症状はなし。

精査ののちに入院し、蝶形骨洞手術を施行した患者。術後、ICUに1泊し翌日一般病棟へ転出となる。

既往歴：前立腺肥大で手術歴あり。術後せん妄があったと家族より情報提供あり。

術後経過とアセスメント・対応の一例

下垂体腫瘍

経蝶形骨洞手術

術中のトラブルなし

ICU入室

明らかな鼻汁なし
尿量は1時間ごとに測定
尿量：250mL/hを超えること
はあるが2時間は継続しない
尿比重：1.012
不穏状態で鎮静・呼吸器管理

【アセスメント】
今のところ、髄液漏も尿崩症もなく経過できている。
引き続き尿量・尿比重の定期的な観察と、髄液漏の
観察を継続する。
不穏による頭蓋内圧亢進により髄液漏をまねく可能
性もあるため適切な鎮静深度を維持しよう。

鎮静off
呼吸器離脱

一般病棟へ転出

数日経過

尿量増加

デスモプレッシンの
定期投与（2回/day）

尿量は4時間ごとに計測
1,000mL/4hを超え、
尿比重：1.008
口渇をしきりに訴え、飲
水は大量である

【アセスメント】
尿崩症である。
主治医に報告し、デスモプレッ
シンの点鼻薬の指示を仰ぐ。

尿量は安定化した。

安静度：車椅子可

離床

バイタルサインは安定
端座位になった際に、サラ
サラとした鼻汁を確認

【アセスメント】
髄液漏の可能性あり
尿糖試験紙で糖を確認

尿糖試験紙で糖＋

【アセスメント】
髄液漏の可能性あり。
主治医へ報告。
患者には安静の必要性を再度説明。

ベッド上安静

髄液漏は継続

L-Pドレナージ留置

数日経過

留置後から髄液漏は減少。
ただ、38.6℃の発熱あり
頭痛を訴え鎮痛薬使用。

【アセスメント】
ドレナージが髄液漏には効果的で
あるが、髄膜炎を併発している可
能性がある。
ケルニッヒ徴候
ブルジンスキー徴候ともに陽性

主治医に報告し
採血、髄液検査

全身状態の安定化

ドレナージの清潔操作
確実な投薬

感染データ上昇
髄液検査でも細菌＋

【アセスメント】
細菌性の髄膜炎を発症している。

（亀井宏之）

5 術後ケア（合併症予防）

早期離床

早期離床の必要性と根拠

　脳神経外科疾患患者の多くは安静指示や日常生活動作（ADL）低下などの要因により、ベッド上で過ごす時間が多くなりがちです。この結果、種々の廃用症候群を起こしやすく、生活の再構築を妨げる原因となります[1]（図1）。そのため、急性期のリハビリテーションはきわめて重要です。

ガイドライン

『脳卒中治療ガイドライン 2021』

　『脳卒中治療ガイドライン 2021』[2]では、不動・廃用症候群を予防し、早期の ADL 向上と社会復帰を図るために、十分なリスク管理のもとにできるだけ脳卒中の発症後早期から積極的なリハビリテーションを行うことが強く勧められています。

廃用症候群

　廃用症候群は、①局所性廃用症候群、②全身性廃用症候群、③精神神経性廃用症候群の3つに分類され、深部静脈血栓症、起立性低血圧、誤嚥性肺炎・窒息、拘縮、筋力低下、褥瘡などがあります。これらの諸症状は回復の阻害因子となるため早期離床をすすめ、廃用症候群を予防することが重要です。

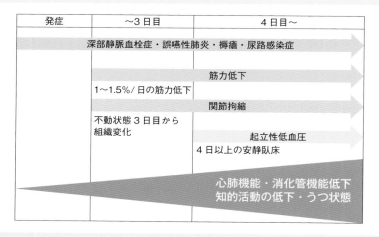

図1　廃用症候群の発症時期（文献3を参考に作成）

早期離床の際のリスク管理

　早期離床の有効性がさまざまな文献で提唱されていますが、早期離床は、リスク管理ができていることが前提条件となります。合併症を予防しながら早期離床を行うことで、安全でより効果的な急性期リハビリテーションが成立します。

早期離床に基準が必要なワケ

　離床を行う際には、脳血流自動調節能障害による脳灌流圧の低下、起立性神経血管反射衰退による起立性低血圧、深部静脈血栓症による肺血栓塞栓症などのリスクがあります。このため、離床基準や離床中止基準、離床の方法を明らかにしていく必要があります。

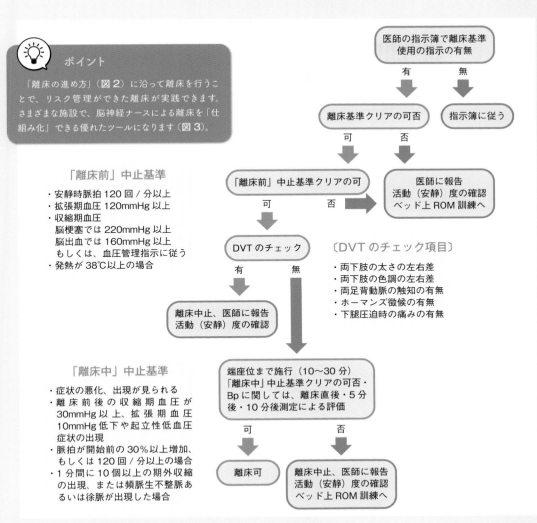

ポイント

「離床の進め方」（図2）に沿って離床を行うことで、リスク管理ができた離床が実践できます。さまざまな施設で、脳神経ナースによる離床を「仕組み化」できる優れたツールになります（図3）。

「離床前」中止基準

・安静時脈拍 120 回 / 分以上
・拡張期血圧 120mmHg 以上
・収縮期血圧
　脳梗塞では 220mmHg 以上
　脳出血では 160mmHg 以上
　もしくは、血圧管理指示に従う
・発熱が 38℃以上の場合

医師の指示簿で離床基準
使用の指示の有無
　有　　　　無

離床基準クリアの可否　　指示簿に従う
　可　　　　否

「離床前」中止基準クリアの可　　医師に報告 活動（安静）度の確認 ベッド上 ROM 訓練へ
　可　　　　否

DVT のチェック　　〔DVT のチェック項目〕
　有　　　　無
・両下肢の太さの左右差
・両下肢の色調の左右差
・両足背動脈の触知の有無
・ホーマンズ徴候の有無
・下腿圧迫時の痛みの有無

離床中止、医師に報告
活動（安静）度の確認

「離床中」中止基準

・症状の悪化、出現が見られる
・離床前後の収縮期血圧が 30mmHg 以上、拡張期血圧 10mmHg 低下や起立性低血圧症状の出現
・脈拍が開始前の 30% 以上増加、もしくは 120 回 / 分以上の場合
・1 分間に 10 個以上の期外収縮の出現、または頻脈生不整脈あるいは徐脈が出現した場合

端座位まで施行（10～30 分）
「離床中」中止基準クリアの可否・Bp に関しては、離床直後・5 分後・10 分後測定による評価
　可　　　　否

離床可　　離床中止、医師に報告 活動（安静）度の確認 ベッド上 ROM 訓練へ

図2　離床の進め方（池田亮作成）

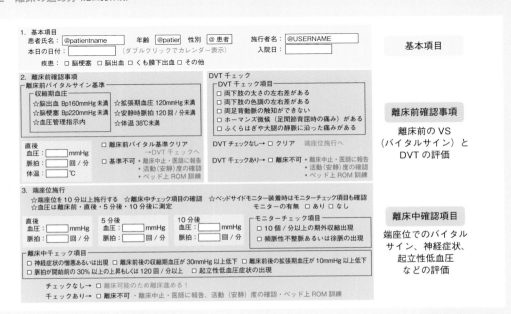

図3　脳神経疾患離床チャート（池田亮作成）

離床基準・離床中止基準

数多くの離床基準が提唱されていますが、適切なリスク管理の実績があり、かつ臨床現場で使用しやすい離床基準（表1）・離床中止基準（表2）をご紹介します。

表1　脳卒中離床基準

一般原則
意識障害が軽度（JCS-10）であり、入院後24時間神経症状の増悪がなく、運動禁忌の心疾患のない場合には離床開始とする

脳出血
発症から24時間はCTにて血腫増大と水頭症の発現をチェックし、それがみられなければ離床開始とする。手術実施患者は、手術翌日のCTにて血腫増大がなく、意識障害がJCS-10以下であれば離床開始する

〔血圧管理〕
離床時の収縮期血圧を脳出血では160mmHg未満とし、離床開始後の血圧変動に応じて個別に上限設定する

くも膜下出血
ドレナージ留置中患者については、手術翌日のCTにて術後出血や再出血などがなければ、ドレナージをクランプして端座位までは可能とする

脳梗塞
入院2日までにMRE/MRAを用いて、病巣と病型の診断を行う
①アテローム血栓性脳梗塞：主幹動脈狭窄や閉塞が確認された場合、進行性脳卒中へも移行することがあるため、発症から3〜5日は神経症状の増悪が起こらないことを確認してから離床させる
②ラクナ梗塞：診断当日から離床開始する
③心原性脳塞栓：左房内血栓の有無、心機能を心エコーでチェックして、左房内血栓と心不全徴候がなければ離床開始とする。出血性脳梗塞には注意する

〔血圧管理〕
離床時の収縮期血圧を脳梗塞では220mmHg未満とし、離床開始後の血圧変動に応じて個別に上限設定する

（原寛美監修「脳卒中リハビリテーションポケットマニュアル」を参考に池田亮作成）

表2　離床中止基準

〔離床前〕
・安静時脈拍120回/分以上
・拡張期血圧120mmHg以上
・収縮期血圧は、基本的には脳梗塞では220mmHg以上、脳出血では160mmHg以上で中止だが、血圧管理指示に従う
・発熱が38℃以上の場合

〔離床中〕
・症状の悪化、出現が見られた場合
・ギャッチアップ前後の収縮期血圧が30mmHg以上、拡張期血圧10mmHg低下や起立性低血圧症状（気分不快・頭痛・めまい・あくびなどの持続、意識消失など）の出現時
・脈拍が開始前の30%以上増加、もしくは120回/分以上の場合（気分不快・頭痛・めまい・あくびなどの持続、意識消失など）の出現時
・1分間に10個以上の期外収縮が出現、または頻脈性不整脈（心房細動、上室性・心室性期外収縮）あるいは徐脈が出現した場合

（アンダーソン・土肥の基準を参考に池田亮作成）

脳血流自動調節能障害

脳血流自動調節能とは

脳血流を一定に保つ機能として「脳血流自動調節能（autoregulation）」（p.46）があります。正常では平均血圧が60〜150mmHgの範囲内であれば、脳血流は変動しません。

なぜ？

脳血流自動調節能障害が問題になるワケ

・脳卒中の既往がある患者、高血圧患者、また高齢者では血流の全体値が低下します。
・脳卒中急性期では脳血流自動調節能が障害され、脳血流が血圧に依存することが知られています。
・血圧低下により脳虚血、血圧上昇が頭蓋内圧亢進に容易に影響する状態となります。

起立性低血圧

起立性低血圧とは

　起立性低血圧（orthostatic hypotension：OH）とは、「起立後3分以内に収縮期血圧で20mmHg以上、拡張期血圧10mmHg以上の低下がみられること」をいいます。

　糖尿病、自律神経障害、循環血液量の減少（出血・脱水など）、内服（降圧薬・利尿薬）、廃用症候群（長期臥床）などが原因となります。

なぜ？

起立性低血圧が起こるワケ

　長期安静臥床により、血液供給を維持している自律神経の失調が起こり、起立神経血管反射（上体を起こすことで血管が収縮し、重力に抗して血液が上半身に保たれること）が減退します。また、循環血液量の低下、心機能の低下をきたす可能性があります。この結果、通常であれば離床の際でも上半身に保たれる血流が不足し、起立性低血圧を引き起こすと考えられます。

症状

　気分不快、めまい、あくび、嘔気・嘔吐、頭痛、四肢のしびれ、意識障害などがあります。

予防

- 臥床4日目以降に起こるといわれており、早期離床に努めます。
- 安静臥床や、頭部を軽度挙上している状態から、下肢の関節可動域訓練を行います。
- 弾性ストッキングを着用します。
- 脱水状態を避けます。
- 座位になるときはゆっくり起き上がります。

ポイント

離床時の注意点

- ギャッチアップ前後の血圧低下（収縮期血圧20mmHg以上・拡張期血圧10mmHg低下）は起立性低血圧です。
- 起立性低血圧症状（気分不快、めまい、あくび、嘔気・嘔吐、頭痛、四肢のしびれ、意識障害など）に注意します。
- その他、離床中止基準を参考に観察・対応します。
- 座位・起立後10分程度経過した後でも、遅発性の起立性低血圧が現れることがあります。
- 起立性低血圧は初回離床で起こるとは限りません。
- 脳卒中急性期では、脳血流自動調節能が障害されることがあります。血圧に依存して脳血流が変動する可能性があります。

深部静脈血栓症

深部静脈血栓症とは

- 深筋膜より深部を走行する静脈を深部静脈とよび、おもに下肢の静脈に用いられます。
- 深部静脈血栓症（deep vein thrombosis：DVT）とは、深部静脈に血栓を生じ、静脈の還流に障害を与え得る病態をいいます（図4）。

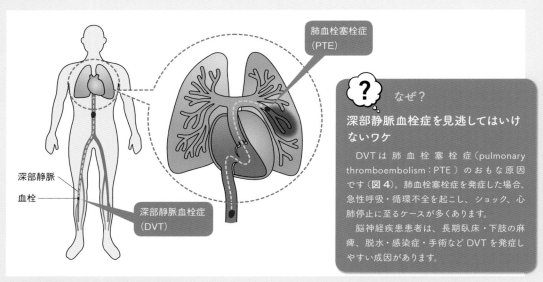

肺血栓塞栓症
（PTE）

深部静脈
血栓

深部静脈血栓症
（DVT）

❓ なぜ？

深部静脈血栓症を見逃してはいけないワケ

　DVTは肺血栓塞栓症（pulmonary thromboembolism：PTE）のおもな原因です（図4）。肺血栓塞栓症を発症した場合、急性呼吸・循環不全を起こし、ショック、心肺停止に至るケースが多くあります。

　脳神経疾患患者は、長期臥床・下肢の麻痺・脱水・感染症・手術などDVTを発症しやすい成因があります。

図4　深部静脈血栓症・肺血栓塞栓症

深部静脈血栓症の症状

・浮腫
・疼痛：下肢の運動時に出現しやすいです。
・腫脹：左右の下肢の周囲径に差を認めます。
・皮膚症状：皮膚がチアノーゼとなったり、紫や赤色に変色したりします。深部静脈血栓症では皮膚温の低下は認めません。
・静脈の怒張
・緊満感
・ホーマンズ徴候の有無（足関節背屈による腓腹部の疼痛、図5）

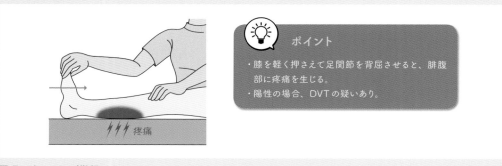

⚡⚡⚡ 疼痛

💡 ポイント

・膝を軽く押さえて足関節を背屈させると、腓腹部に疼痛を生じる。
・陽性の場合、DVTの疑いあり。

図5　ホーマンズ徴候

深部静脈血栓症の予防

・早期離床を行い、積極的な運動を行います。安静臥床の状態から、下肢の関節可動域訓練を行います。
・リスクや患者状態に応じて、弾性ストッキング着用や間欠的空気圧迫法を行います。
・脱水を予防します。
・薬物予防法では、医師の指示のもと抗凝固薬を投与します。低用量未分画ヘパリンを用い、急性期以降にワルファリンカリウムを経口投与します。

弾性ストッキングによる深部静脈血栓症の予防

- 弾性ストッキングは深部静脈血栓症の中リスクの患者に対して予防効果があります。
- 膝下長とふくらはぎの最大周径を計測し、適切なサイズの弾性ストッキングを使用します。
- しわ、くいこみ、上下部の丸まりがあると適切な圧迫効果が認められず、血管・神経・皮膚障害の原因となります（図6）。
- 定期的な観察と、適切な着用（図7）への修正が重要です。
- リスクが続くかぎり、24時間着用します。

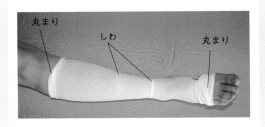

図6　弾性ストッキングの不適切な装着

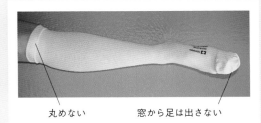

図7　弾性ストッキングの適切な装着

間欠的空気圧迫法による深部静脈血栓症の予防

- 間欠的空気圧迫法（図8）は弾性ストッキングより効果が高く、高リスク患者にも使用されます。
- DVT急性期に使用すると、PTEを起こす危険性もあります。DVTを認めている場合には使用を避けます。
- 十分な歩行が可能となるまで使用します。

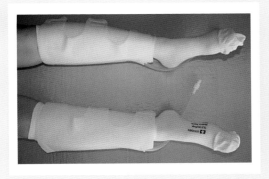

図8　間欠的空気圧迫法　装着例

理学療法による深部静脈血栓症の予防

- 下肢静脈弁周囲の血流うっ滞を、筋ポンプ作用によって防ぎます。
- 歩行することが望ましいですが、むずかしい場合ベッド上での下肢運動を行います。
- 足関節の背屈・底屈運動（図9）、左右への運動（図10）を自動的に行います。自動運動がむずかしい場合、他動的に行います。

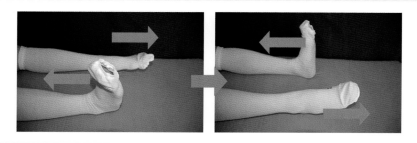

図9　足関節の背屈・底屈運動

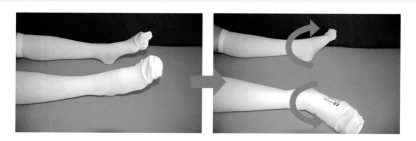

図10　足関節の左右への運動

深部静脈血栓症の治療

　薬物による治療法では、抗凝固療法や血栓溶解療法、手術療法では下大静脈フィルター留置（図11）があります。

ポイント

深部静脈血栓症に関する離床時の注意点

・DVTの多くは無症状のことがあります。PTEを発症して気付き、重症化することもあります。
・DVTは麻痺側だけでなく、健側にも起こる可能性があります。
・採血によりD-ダイマーを把握し、医師による下肢静脈エコーなどの検査が行われます。医師と情報を共有しましょう。
・離床中に急性の胸痛・呼吸困難などが現れた場合、PTEの危険性が高いと思われます。即時のドクターコールはもちろん、心肺蘇生も視野に入れた適切な救急救命処置が必要です。

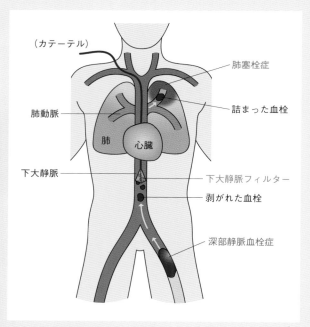

（カテーテル）

肺塞栓症

肺動脈

詰まった血栓

肺　　心臓

下大静脈

下大静脈フィルター

剥がれた血栓

深部静脈血栓症

図11　下大静脈フィルター留置

深部静脈血栓症予防時に起こりやすい医療関連機器圧迫創傷

　深部静脈血栓症予防に効果が期待される弾性ストッキングと間欠的空気圧迫法ですが、正しく使用しないと医療関連機器圧迫創傷（medical device related pressure ulcer：MDRPU）を引き起こす原因となります。MDRPUの「好発部位と特徴」を表3に示します。

　予防のための弾性ストッキングと間欠的空気圧迫法の選択とケア選択のためのフローチャートを図12に示します。

表3　医療関連機器圧迫創傷好発部位と特徴（文献4より転載）

発生部位	具体例	特徴
骨・関節部以外の軟らかい部位	腓腹部	・ES（弾性ストッキング）、またはIPC（間欠的空気圧迫装置）の上端が位置する部位 ・ES上端のしわや丸まりが生じる部位
骨・腱・関節等の突出部	脛骨部、踝部、足趾伸筋腱、アキレス腱	ESまたはIPC装着による突出部状上への圧迫が集中する部位
関節の可動部	関節の可動部	足部の動きによって生じるESのしわが生じる部位

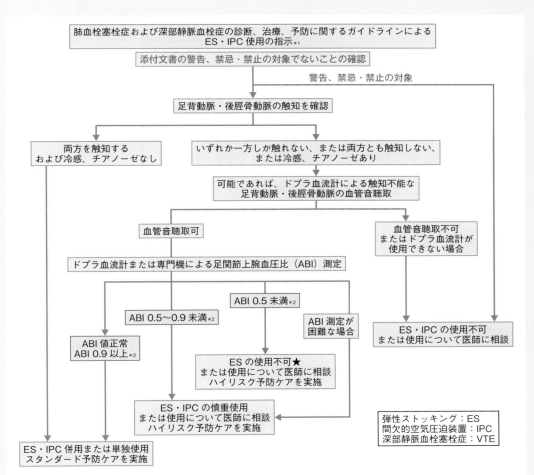

＊1：肺血栓塞栓症および深部静脈血栓症の診断、治療、予防に関するガイドラインによる適応であることの確認
＊2：上記数値は混合性潰瘍の圧迫療法におけるエビデンスから引用しており、必ずしも深部静脈血栓塞栓症予防のデータではない
★：ESのVTE予防の効果は限定的である
★：IPCも同様に高度の動脈閉塞では使用が禁忌である。しかし、中等度以下の動脈閉塞では、十分なエビデンスはないが、圧迫が間欠的であることからESよりも圧迫創傷の期間が少ないと考えられる

図12　深部静脈血栓塞栓症予防用弾性ストッキング（ES）・間欠的空気圧迫装置（IPC）の選択とケア選択のためのフローチャート（文献5より転載）

誤嚥性肺炎

誤嚥性肺炎とは

・誤嚥性肺炎とは、誤嚥によって唾液、胃内容物などとともに気道内に運ばれる細菌が原因となって生じる肺炎をいいます（図 13）。誤嚥には、湿性咳嗽・声の変化・熱発などの症状が明らかな「顕性誤嚥」と、症状が明らかではない「不顕性誤嚥」があります。

・脳血管障害患者・高齢者は摂食・嚥下障害を起こしやすいと考えられます。脳血管障害のうち、一側性障害では急性期には 30〜50％の患者に嚥下障害があり、慢性期まで遷延するのは 10％ 以下といわれています。急性期患者のほぼ全例に摂食・嚥下障害があると考えて対処し、誤嚥性肺炎を回避することが重要です。

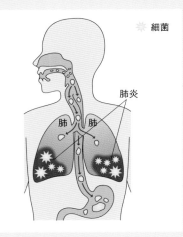

※ 細菌

肺炎

肺炎　肺　肺

図 13　誤嚥性肺炎のメカニズム

なぜ？

誤嚥性肺炎を見逃してはいけないワケ

原疾患に加え、誤嚥性肺炎は脳血管疾患患者の死亡と密接に関連しています。また、誤嚥性肺炎の発症はリハビリテーションの阻害因子となり、廃用症候群を助長させることになります。

誤嚥性肺炎の症状

・熱発
・呼吸状態の悪化（呼吸促拍、SpO_2 の低下）
・喀痰の増加
・副雑音
・画像診断による肺炎像出現

誤嚥を疑うサイン

・食事中に疲労感がある、傾眠傾向である
・食事中に呼吸の促迫やチアノーゼ、呼吸変化がある
・食欲不振がある
・食事中や食後のムセがある
・食事中や食後に痰が増える
・咽頭部で、飲食物や痰の貯留した音が聞こえる
・日中・夜間・就寝中の咳が増える
・呼吸音の聴診で副雑音（ゼーゼーなど）が聴取できる

（文献 6 より転載）

誤嚥性肺炎の予防

日常的に前述の「誤嚥を疑うサイン」がないか、注意深く観察します。

・呼吸音の聴取

脳卒中患者は臥位姿勢であることが多いため、肺下葉の誤嚥物が多くなる傾向があります。「前胸部・側胸部・背部」の聴診を行います。

・ポジショニング

臥床時には半腹臥位や腹臥位をとる時間を増やし、口腔外に唾液を流出させます。

仰臥位をとる場合は、30°のギャッチアップを行い頸部を軽度前屈します。

・吸引

口腔内に貯留した唾液を適宜吸引します。適切にポジショニングができれば、唾液の咽頭流入は減少します。

・口腔ケア

口腔内の菌量減少のため、歯垢の除去と洗浄を実施します。ケア方法の詳細は割愛しますが、摂食嚥下障害看護認定看護師・言語聴覚士への相談や、歯科衛生士による衛生的口腔ケアがきわめて重要です。看護師は、日常的口腔ケアの質を高めることが必要です。

誤嚥性肺炎に関する離床時の注意点

・誤嚥性肺炎予防にあたって、摂食訓練開始・条件変更・中止の基準を示します[7]（表4）。症例に合わせ多職種で判断します。

・適宜スクリーニングを行い、摂食嚥下障害の状態と経過を把握します。

表4　摂食訓練開始、条件の変更、中止の基準など

摂食訓練開始基準	意識清明、全身状態安定、口腔内汚染なし、安全な摂食条件設定可能*
アップ基準	30分以内に7割以上の摂取量を3日間（3〜9食）連続して摂取 かつ誤嚥徴候（発熱・痰増量・呼吸数・パルスオキシメーター異常）なし
中止基準	嚥下不能、誤嚥が明らかな場合、誤嚥性肺炎の徴候、発症
アップしない基準	食事時間、摂取量が基準を満たさないとき
ダウン基準	食事時間が30分以上かかって5割以下の場合、咽頭残留・誤嚥症状、 対策：摂食状態を1段階戻す

＊臨床評価、スクリーニング検査に加え、嚥下造影・嚥下内視鏡検査などで決定する。

「藤島一郎：摂食・嚥下訓練，脳卒中急性期治療とリハビリテーション—rt-PA時代のブレインアタック戦略（日本リハビリテーション病院・施設協会 急性期・回復期リハビリテーション検討委員会編），p.162，2006，南江堂」より許諾を得て転載.

ポイント

摂食嚥下スクリーニングテストの例

反復唾液嚥下テスト（RSST）

方法	人差し指で舌骨を、中指で甲状軟骨を触知した状態で空（から）嚥下を指示する。 30秒間で何回嚥下できるか観察する。 甲状軟骨が指を十分に乗り越えた場合のみ、1回とカウントする。
評価	随意的な嚥下の繰り返し能力をみるもので、嚥下障害患者では嚥下の繰り返し間隔が延長すると報告される。 30秒以内に3回できなければ「問題あり」と判定。

改訂水飲みテスト（MWST）

方法	冷水3mLを口腔に注ぎ、嚥下を命じる。 嚥下後反復嚥下を2回行わせる。
評価	
1点	嚥下なし、むせる and/or 呼吸切迫
2点	嚥下あり、呼吸切迫 （Silent Aspiration：不顕性誤嚥の疑い）
3点	嚥下あり、呼吸良好、むせる and/or 湿性嗄声
4点	嚥下あり、呼吸良好、むせない
5点	「4」に加え、反復嚥下が30秒以内に2回可能
	評価基準が「4点」以上なら最大2施行繰り返し、最も悪い場合を評点とする。

Point

嚥下後に起こった湿性嗄声を判別するために、本テストを施行する前に普段の声（発声）を確認しておきましょう〔テスト前に「あ〜」と発声させ、そして嚥下後にもう一度「あ〜」と発声させる〕。

嚥下後に湿性嗄声を認めたなら、喉頭侵入や誤嚥を疑います。

起立性低血圧の事例

Case1

- 70歳、男性
- 現病：左中大脳動脈、アテローム血栓性脳梗塞
- 既往：糖尿病、高血圧
- 薬剤：抗血栓薬、経口血糖低下薬、降圧薬、利尿薬
- JCS-3
- 右片麻痺、ブルンストロームステージ 上肢Ⅳ・下肢Ⅳ・手指Ⅳ
- 失語があるが、聴理解は保たれている。簡単な口頭指示には正しく応じることができる。音声言語表出はむずかしい。
- 発症2日目に麻痺の進行を認め、ベッド上安静を保っていた。
- 現在発症後5日である。

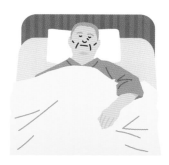

経過

- 前日の初回離床にて端座位20分を行っているが、血圧の低下や意識レベルの低下、症状の進行などは認めていない。
- 排泄のため、看護師により車椅子移乗を実施した。移乗直後は変化はなかったが、呼びかけに対する反応がすこし鈍くなり、あくびを認めた。血圧は離床直後138/85mmHgだったが、車椅子移乗後3分で96/75mmHgだった。脈拍は80回/分程度で変化はなかった。
- 心電図モニター上、期外収縮・頻脈・徐脈はなかった。血糖値は90mg/dLだった。意識レベルがJCS-10に低下したため、患者をベッド上に戻し頭部を挙上しない水平位とした。
- ベッド上に戻った後、10分程度で意識レベルは回復しJCS-3となった。麻痺、失語などの症状は悪化していない様子である。血圧は135/82mmHg、脈拍は90回/分である。呼びかけに対する反応も元に戻っている。

ポイント

アセスメント

- 移乗後3分以内に収縮期血圧が20mmHg以上、拡張期血圧が10mmHg以上の低下を認めている。臥床後5日であり、糖尿病の既往や降圧薬・利尿薬の内服など原因因子もあり、起立性低血圧と考えられる。
- アテローム血栓症の再発も視野に入るが、ベッドに戻った後意識レベルは回復し、新たな神経症状も認めていないことからその可能性は高くないと考える。
- 初回離床では起立性低血圧は生じていないが、安静臥床の期間は4日を超えているため、今後も起立性低血圧の発現を想定して離床を進める。

深部静脈血栓症の事例

Case2

- 58歳、男性
- 現病：右被殻出血
- 既往：高血圧
- 薬剤：降圧薬、利尿薬
- JCS-10
- 左片麻痺、ブルンストロームステージ 上肢Ⅲ・下肢Ⅲ・手指Ⅲ
- 身長173cm、体重90kg、BMI 30、肥満
- 37℃台の熱発が続いている。
- 現在発症後6日である。

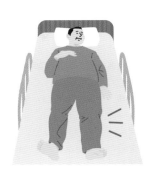

経過

- 看護師と理学療法士により離床を試みようとした。左下肢全体が腫脹しており、赤みを帯びていた。左右差を認めている。
- 安静時の疼痛はないが、左下肢にホーマンズ徴候を認めた。
- 足背動脈は触知可能で、チアノーゼはない。
- バイタルサインに変化はなく、呼吸器症状も認めない。

ポイント

アセスメント

- 安静臥床、熱発による脱水の可能性、肥満、下肢麻痺など深部静脈血栓症のリスク因子があり、症状から左下肢の深部静脈血栓症の可能性が高い。
- バイタルサインに大きな変化はなく、急性の胸痛や呼吸器症状なども認めておらず、肺血栓塞栓症発症は考えにくい。
- 医師に報告、診察を依頼。下肢静脈エコーや採血などの実施、その後の治療・対応指示を共有する。
- 脳出血のため抗凝固薬は使用できない可能性が高く、経過の観察・対応がより重要である。
- 深部静脈血栓症を発症している場合、間欠的空気圧迫法は肺血栓塞栓症を起こす可能性があるため使用を避ける。医師の指示のもと弾性ストッキングの使用、関節可動域訓練の実施を継続する。
- 再離床時の時期は医師と相談し、慎重に行う。

誤嚥性肺炎の事例

Case3

- 70歳、女性
- 現病：右中大脳動脈閉塞、放線冠に限局した脳梗塞
- 既往：高血圧、脳梗塞（左穿通枝）
- 薬剤：抗血小板薬、降圧薬
- JCS-2
- 左片麻痺、ブルンストロームステージ 上肢Ⅳ・下肢Ⅳ・手指Ⅳ
- RSST：3回/30秒、MWST：4点
- 発症2日目より普通食を経口摂取中。
- 現在発症後4日である。

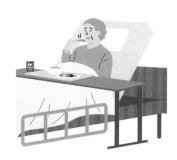

経過

- 看護師による食事セッティング後、摂取行動は自立していた。普通食3食/日を7割以上摂取していた。本日37.8℃の発熱を認め、喀痰の量が増加し倦怠感を訴えた。呼吸苦はない。左肺に副雑音を認め、湿性咳嗽が断続的にある。
- 経口摂取中の頚部聴診では時折、咽頭残留音が聴取できる。
- 平常時 SpO_2 は98％だが、経口摂取中に SpO_2 が95％に低下する。

ポイント

アセスメント

- 嚥下スクリーニングより明確な誤嚥は認めないと判断されていたが、誤嚥性肺炎を疑う症状を認めている。
- 嚥下スクリーニングには大きな問題はないが、既往に今回と対側の脳梗塞がある。仮性球麻痺の可能性がある。
- ポジショニング・口腔ケアを再確認・調整する。
- 経口摂取中は看護師が付き添い、観察・対応を行う。SpO_2・呼吸音・咽頭音などのモニタリングを行う。
- 食事形態の変更、水分へのとろみ添加を検討する。
- 医師に状態報告し、胸部X線撮影・採血などの検査、補液・薬剤治療などを検討する。
- 多職種と情報を共有、言語聴覚士、摂食・嚥下障害看護認定看護師と相談する。嚥下内視鏡（VE）、嚥下造影（VF）などの詳しい検査を含め、今後の具体的な対策を検討する。

（小林雄一）

引用・参考文献

第1章 1

1) 医療情報科学研究所. 病気がみえる. vol.7：脳・神経. 東京, メディック・メディア, 2011, 75.
2) 厚東篤生ほか. "脳ヘルニア". 脳卒中ビジュアルテキスト. 第3版. 東京, 医学書院, 2008, 131.
3) 花北順祐. "脳の動脈系". 神経局在診断. 改訂第5版. 東京, 文光堂, 2010, 417.
4) Bogousslavsky, J. et al. Unilateral watershed cerebral infarcts. Neurology. 36, 1986, 373-7.
5) 片山泰朗. 急性期脳卒中の治療. 日医大誌. 66 (3), 1999.
6) 日本脳卒中学会脳卒中医療向上・社会保険委員会ほか編. 静注血栓溶解 (rt-PA) 療法適正治療指針第三版. 脳卒中. 41 (3), 2019, 224.
7) 前掲書6), 217.

第1章 3

1) 医療情報科学研究所. 病気がみえる. vol.7：脳・神経. 東京, メディック・メディア, 2011, 51.

第1章 6

1) 日本脳卒中学会脳卒中ガイドライン委員会編. "開頭手術、神経内視鏡手術". 脳卒中治療ガイドライン2021. 東京, 協和企画, 2021, 129.
2) 太田剛史. 開頭血腫除去術. ブレインナーシング. 33 (6), 2017, 19.
3) 牧原典子ほか. "合併症・全身管理". 脳卒中看護の知識と実際：臨床ナースのためのBasic&Standard. 鈴木倫保編. 大阪, メディカ出版, 2010, 116.
4) 馬場元毅. しくみと障害のメカニズム. 絵でみる脳と神経. 第3版. 東京, 医学書院, 2009, 264p.
5) 医療情報科学研究所. 病気がみえる. vol.7：脳・神経. 第2版. 東京, メディックメディア, 2017, 129.
6) 杉生憲志. "脳血管内手術：破裂脳動脈瘤に対する脳血管内治療". 脳血管障害診療のエッセンス：日本医師会生涯教育シリーズ. 日本医師会編. 東京, 日本医師会, 2017, 186.
7) "開頭外減圧術". 前掲書1), 78.
8) 日本脳腫瘍学会編. "成人脳腫瘍編". 脳腫瘍診療ガイドライン：2019年版. 東京, 金原出版, 2019, 208p.
9) 東野芳史. STA-MCAバイパス術. 前掲書2), 13-6.
10) 西原哲浩. "脳出血の手術療法". 前掲書6), 179.
11) "頚動脈内膜剥離術 (CEA)". 前掲書1), 88-9.
12) "経動脈的血行再建療法 (頚部頚動脈)". 前掲書1), 90-1.
13) 川俣貴一. "経蝶形骨洞手術". 前掲書2), 52-3.
14) 林康彦ほか. 神経内視鏡手術, 前掲書2), 40.

第1章 7

1) 日本脳卒中学会脳卒中ガイドライン委員会編. "急性期リハビリテーション！. [追補2019対応] 脳卒中治療ガイドライン2015. 東京, 協和企画, 2019, 285.
2) 園田茂. 不動・廃用症候群. Jpn Rehabil Med. 52 (4/5), 2015, 266.
3) Cruz-Jentoft, AJ. et al. Sarcopenia：European consensus on definition and diagnosis：Report of the European Working Group on Sarcopenia in Older People. Age Ageing. 39. 2010, 412-23.
4) "評価". 前掲書1), 280.
5) "骨粗鬆症に対するリハビリテーション". 前掲書1), 322.
6) 正門由久ほか編. 脳卒中：基礎知識から最新リハビリテーションまで. 東京, 医歯薬出版, 2019, 221.
7) 循環器病の診断と治療に関するガイドライン (2011年度合同研究班報告). 失神の診断・治療ガイドライン (2012年改訂版). 9.
8) 前掲書7), 11.
9) 日本循環器学会. 肺血栓塞栓症および深部静脈血栓症の診断、治療、予防に関するガイドライン (2017年改訂版). 7, https://www.j-circ.or.jp/cms/wp-content/uploads/2017/09/JCS2017_ito_h.pdf, (2021年12月閲覧).
10) "合併症予防・治療 (感染症)". 脳卒中治療ガイドライン2021. 東京, 協和企画, 2021, 35
11) 一般社団法人日本褥瘡学会日本褥瘡学会誌編集委員会. 日本褥瘡学会誌. 17 (4). 2015, 521.
12) 一般社団法人日本褥瘡学会. 褥瘡ガイドブック第2版：褥瘡予防・管理ガイドライン (第4版) 準拠. 東京, 照林社, 2015, 18.
13) 前掲書12), 158.
14) 前掲書12), 159.
15) 安永恵. 入院後に急性期増悪を呈した脳梗塞患者に対する"活動制限"と"早期離床"という相反する支援への葛藤. 看護技術. 66 (12), 2020, 129.
16) 前掲書6), 484.
17) "患者・家族教育". 前掲書1), 292.
18) 亀田メディカルセンター. リハビリテーションリスク管理ハンドブック. 東京, メジカルビュー, 2009.
19) 佐鹿博信編. Stroke unitと脳卒中リハビリテーション. Monthly Book Medical Rehabilitation. 2006.
20) 橋本洋一郎編. 急性期脳卒中リハビリテーション. Monthly Book Medical Rehabilitation. 2008.
21) 里宇明元. 脳卒中リハビリテーションupdate. Monthly Book Medical Rehabilitation. 2010.
22) 厚東篤生ほか. 脳卒中ビジュアルテキスト. 東京, 医学書院, 2008.
23) 大久保暢子. 脳神経看護学における主要概念の関係性の検討：意識、廃用症候群、reconditioning. JANN. 2 (1), 2012, 13-29.
24) 大久保暢子. 患者の姿勢から回復を促す：背面解放座位のエビデンス. Monthly Book Medical Rehabilitation. 201, 2016, 12-9.
25) 猪飼哲夫. 脳卒中患者と廃用症候群. 臨床スポーツ医学. 23 (10), 2006, 1153-7.
26) 岡﨑哲也ほか. 廃用症候群対策. 綜合臨床. 51 (12), 2012, 3189-95.
27) 若林秀隆. 高齢者の廃用症候群の機能予後とリハビリテーション栄養管理. 静脈経腸栄養. 28 (5), 2013, 1045-9.
28) 大川弥生ほか. 廃用症候群 (生活不活発病) の予防・改善：生活機能向上の観点から. 臨床スポーツ医学. 25 (9), 2008, 997-1006.
29) 大川弥生. 生活不活発病としての褥瘡. Nursing today. 22 (6), 2007, 9-16.
30) 松嶋康之ほか. 廃用症候群：定義、病態. 総合リハ. 41 (3), 2013, 257-61.
31) 若林秀隆. アンチエイジングとリハビリテーション：サルコペニア. 総合リハ. 41 (9), 2013, 809-16.
32) 荻野浩. アンチエイジングとリハビリテーション：骨粗鬆症. 前掲書17), 817-22.
33) 宮野佐年. 廃用による心機能の低下：起立性低血圧など. Geriatric Medicine. 40 (2), 2002, 183-7.
34) 宮野佐年ほか編. 実践脳卒中リハビリテーション. Monthly Book Medical Rehabilitation. 85, 2007.
35) 近藤克則ほか. 脳卒中早期リハビリテーション患者の下肢筋断面積の経時的変化：廃用性筋萎縮と回復過程. リハビリテーショ医学. 31 (2),

151

1997, 129-33.

36）近藤克則．脳卒中急性期リハにおける controversy 早期離床推進論：急性期における早期離床の重要性．JOIRNAL OF CLINICAL REHABILITATION. 6（1），1997，24-8.

37）沖田実ほか．関節可動域制限の病態とその治療法を再考する．理学臨床探求．7，2004，1-7.

38）町田修一．サルコペニアの分子メカニズム．Geriant Med. 48（2），2010，169-76.

39）沖田実．関節可動域制限の発生メカニズムとその対処．理学療法学．39（4），2012，226-9.

40）後藤勝正ほか．加齢性および廃用性筋萎縮と予防策．THE BONE. 19（4），2005，113-7.

41）道免和久編．ニューロリハビリテーション．東京，医学書院，2015.

42）奥宮暁子ほか編．ナーシング・グラフィカ EX ④リハビリテーション看護．大阪，メディカ出版，2010.

第1章 8

1）戸原玄ほか．"摂食・嚥下障害とは"．セミナーわかる！摂食・嚥下リハビリテーション 1 巻：評価方法と対処法．植松宏監修．東京，医歯薬出版，2005, 10-3.

2）藤谷順子．嚥下障害をきたす病因・病態・障害．JIN スペシャル．52，1996，28-35.

3）里宇明元．"対象疾患別にみた摂食・嚥下リハビリテーション"．前掲書 1），174-7.

4）森隆志．サルコペニアの摂食嚥下障害．日本静脈経腸栄養学会誌．31(4), 2016, 950.

5）若林秀隆編著．サルコペニア．リハビリテーション栄養ハンドブック．東京，医歯薬出版，2010, 4-8.

6）大村優慈．コツさえわかればあなたも読めるリハに役立つ脳画像．酒向正春監修．東京，メジカルビュー社，2016, 134-5.

7）医療情報科学研究所編．病気がみえる vol.7：脳・神経．東京，メディックメディア，2011, 245.

8）花北順哉訳．神経局在診断．改訂第 5 版．東京，文光堂，2010, 205-13.

9）前掲 7），239.

10）藤島一郎ほか．"摂食嚥下障害をおこす脳卒中"．脳卒中の摂食嚥下障害．第 3 版．東京，医歯薬出版，2017, 15-20.

11）鎌倉やよい．嚥下障害ナーシング：フィジカルアセスメントからの嚥下訓練へ．鎌倉やよい編．東京，医学書院，2014, 32.

12）前掲書 10），6-22.

13）原一之．脳の地図帳．東京，講談社，2005，26-7.

14）太田純子ほか．"嚥下障害"．脳神経疾患病棟新人ナースがかならずぶつかるギモン Q&A190 新人・後輩指導に役立つ！．日本脳神経看護研究学会監修．ブレインナーシン春季増刊．大阪，メディカ出版，2018, 156-69.

15）後藤文男ほか．臨床のための神経機能解剖学．東京，中外医学社，2011, 66-7.

16）前掲書 15），159.

17）佐々木真理ほか．"脳幹"．塗って覚えて理解する！脳の神経・血管解剖．窪田惺監修．大阪，メディカ出版，2008, 80-1.

18）池田亮．脳卒中急性期：観察とドクターコール．愛知，日総研出版，2015, 156-9.

19）井出吉信．"摂食・嚥下のメカニズムとは"．前掲書 1），14-30.

20）日本摂食嚥下リハビリテーション学会サイト．医療検討委員会作成マニュアル，"摂食嚥下障害の評価 2019"．https://www.jsdr.or.jp/doc/doc_manual1.html，（2021 年 11 月閲覧）.

21）七條文雄．脳神経病棟での摂食嚥下障害アセスメント＆ケアポイント，ブレインナーシング．31（12），2015，1153-6.

第2章

1）Penfield W, et al. The Cerebral cortex of man. New York, The Macmillan Company, 1950, 248p.

2）大塚製薬医薬関係者向け情報サイト．脳血管 3D イラスト Ver3.00．https://www.otsuka-elibrary.jp/var/11/brain/cut/3d-cont.html（2021 年 10 月閲覧）.

3）後藤文男ほか．臨床のための神経機能解剖学．東京，中外医学社，2011, 2-5, 18-21, 62-7.

4）医療情報科学研究所編．病気がみえる．vol.7：脳・神経．東京，メディックメディア，2011, 20-240.

5）花北順哉訳．神経局在診断．改訂第 5 版．東京，文光堂，2010, 26, 38-50, 54-65, 147-54.

6）大村優慈ほか．リハに役立つ脳画像．東京，メジカルビュー社，2016, 42-4, 58-60.

7）市川博雄．脳卒中の画像のみかた．東京，医学書院，2014, 2-11, 86-88, 100-1.

8）厚東篤生ほか．"脳出血"．脳卒中ビジュアルテキスト．第 4 版．東京，医学書院，2015, 132-36.

9）馬場元毅．絵でみる 脳と神経．第 3 版．東京，医学書院，2009. 137-146.

10）佐々木真理ほか．"脳幹"．塗って覚えて理解する！脳の神経・血管解剖．大阪，メディカ出版，2008, 82-6.

第3章 1

1）日本脳卒中学会脳卒中医療向上・社会保険委員会ほか．静注血栓溶解（rt-PA）療法適正治療指針第三版．脳卒中. 41（3），2019，233.

2）前掲書 1），237.

3）荒木信夫ほか．脳卒中ビジュアルテキスト（第 4 版）．東京，医学書院，2015, 107.

4）池田亮ほか．脳卒中急性期 観察とドクターコール．名古屋，日総研出版，2015, 85.

5）前掲 4），85.

6）日本脳卒中学会脳卒中ガイドライン委員会．"開頭外減圧術"．脳卒中治療ガイドライン 2021．東京，協和企画，2021, 78.

7）医療情報科学研究所．病気がみえる vol.7 脳・神経 第 1 版．東京，メディックメディア，2011, 69.

8）Chandratheva, A. et al. Population-based study of risk and predictors of stroke in the first few hours after a TIA. Neurology. 2002, 170, 1941-7.

9）"脳梗塞慢性期"．前掲書 6），88-91.

10）Johnston SC, et al. Validation and refinement of scores to predict very early strike risk after trasient ischaemic attack. Lancet. 2007, 283-92, 367.

11）前掲 7），85.

12）窪田惺ほか．塗って覚えて理解する！脳の神経・血管解剖．大阪，メディカ出版，2009, 84.

13）前掲 7），239.

14）前掲 7），245.

15）田崎義昭ほか．ベッドサイドの神経の診かた（改訂 17 版）．東京，南山堂，2010, 377.

16）鈴木則宏ほか．脳血管障害 神経内科 Clinical Questions&Pearls．東京，中外医学社，2016, 68-134.

第3章2・3

1) 日本神経学会. てんかん診療ガイドライン 2018. https://www.neurology-jp.org/guidelinem/tenkan_2018.html（2021年10月20日閲覧）.
2) 池田亮. 脳卒中急性期観察とドクターコール. 名古屋, 日総研出版, 2015, 185.
3) 近藤靖子. はじめての脳神経看護. 大阪, メディカ出版, 2014, 154.
4) 小児慢性特定疾病情報センターHP. 中枢性塩喪失症候. https://www.shouman.jp/disease/details/05_09_014/（2021年10月20日閲覧）.
5) 赤井靖宏. CSWS と SIADH の鑑別：腎臓専門医を悩ます低ナトリウム血症鑑別. Hospitalist. 2（1）, 2014.
6) 医療情報科学研究所編. 病気がみえる, vol.7：脳・神経. 東京, メディックメディア, 2017, 624.
7) 伊藤文代ほか. 脳卒中看護ケアマニュアル. 東京, 中山書店, 2015, 336.
8) SIADH.jp.「抗利尿ホルモン不適合分泌症候群」がよくわかるサイト. https://siadh.jp/index.html（2021年10月20日閲覧）.
9) 日本内分泌学会. バソプレシン分泌過剰症（SIADH）の診断と治療の手引き（平成30年度改訂）. 日本内分泌学会雑誌. 95（3）, 2019.

第3章3

1) 太田富雄ほか編. 脳神経外科学II. 改訂12版. 京都, 金芳堂, 2016, 1289.
2) 橋本信夫監修. ナースのための脳神経外科. 改訂3版. 大阪, メディカ出版, 2010, 384.
3) 遠藤俊郎ほか編. 頚動脈内膜剥離術プラクティス：CEA の根拠とスキルがわかる決定版. 大阪, メディカ出版, 2013, 105-6.
4) 川俣貴一.“経蝶形骨洞手術”. ブレインナーシング. 33（6）, 2017, 52-3.
5) 前掲書2）, 370.
6) 前掲書2）, 364-6.

第3章5

1) 日本脳卒中学会脳卒中ガイドライン委員会編.“急性期リハビリテーション”. 脳卒中治療ガイドライン 2015. 東京, 協和企画, 2015, 277.
2) 日本脳卒中学会脳卒中ガイドライン委員会編.“急性期リハビリテーションの進め方”. 脳卒中治療ガイドライン 2021, 東京, 協和企画, 2021, 48.
3) 池田亮.“早期離床”. 脳卒中急性期観察とドクターコール. 愛知, 日総研出版, 2015, 137.
4) 真田弘美. 医療機器関連機器別予防・管理“深部静脈血栓症予防用弾性ストッキング、および間欠的空気圧迫装置”. ベストプラクティス医療関連機器圧迫創傷の予防と管理. 一般社団法人日本褥瘡学会, 東京, 照林社, 2016, 25.
5) 前掲書4）, 26.
6) 都築智美. 摂食スタートの悩みを解決！「次はどうする？」今後を判断するポイント. エキスパートナース. 26（2）, 2010, 55.
7) 藤島一郎.“摂食・嚥下訓練”. 脳卒中急性期治療とリハビリテーション. 日本リハビリテーション病院・施設協会急性期・回復期リハビリテーション検討委員会. 東京, 南江堂, 2006, 162.
8) 原寛美ほか.“脳卒中の病態と治療”. 脳卒中理学療法の理論と技術. 東京, メジカルビュー社, 2013, 107.

索引

さ行

た行

編者・執筆者一覧

編者

日本赤十字社愛知医療センター名古屋第二病院看護係長/
脳卒中リハビリテーション看護認定看護師 　池田　亮

執筆

1章1~5　3章2·3

日本赤十字社愛知医療センター名古屋第二病院看護係長/
脳卒中リハビリテーション看護認定看護師 　池田　亮

1章6　3章4

刈谷豊田東病院東棟3、4階看護師長/
脳卒中リハビリテーション看護認定看護師 　亀井宏之

1章7

九州労災病院看護部/慢性疾患看護専門看護師
脳卒中リハビリテーション看護認定看護師 　安永　恵

1章8　2章1·2

JA愛知厚生連豊田厚生病院3A病棟看護課長/
脳卒中リハビリテーション看護認定看護師 　三田洋希

3章1

元脳卒中リハビリテーション看護認定看護師 　足立佳美

3章5

JA尾道総合病院救命救急病棟科長/
脳卒中リハビリテーション看護認定看護師 　小林雄一

3年目からの脳神経外科看護―アセスメントを導く考え方が見てわかる！

2022年3月1日発行　第1版第1刷
2022年5月20日発行　第1版第2刷

編　著　池田 亮

発行者　長谷川 翔

発行所　株式会社メディカ出版
　　　　〒532-8588
　　　　大阪市淀川区宮原3-4-30
　　　　ニッセイ新大阪ビル16F
　　　　https://www.medica.co.jp/

編集担当　詫間大悟
編集協力　一居久美子・中倉香代
組　版　株式会社明昌堂
装　幀　市川 竜
本文イラスト　K's Design・ホンマヨウヘイ
印刷・製本　株式会社シナノ パブリッシング プレス

© Ryo IKEDA, 2022

ISBN978-4-8404-7849-6　　　　　　　　　　　　　　Printed and bound in Japan

当社出版物に関する各種お問い合わせ先（受付時間：平日9：00～17：00）
●編集内容については、編集局 06-6398-5048
●ご注文・不良品（乱丁・落丁）については、お客様センター 0120-276-115